AF369174

Suzuki Haruka 鈴木 はるか

Umeboshi:
Das Gesundheitswunder
aus Fernost

Eine fermentierte Frucht für ihr Wohlbefinden

tredition

Druck und Distribution im Auftrag des Autors
tredition GmbH, Heinz-Beusen-Stieg 5, 22926 Ahrensburg, Deutschland

EINFÜHRUNG IN UMEBOSHI: GESCHICHTE UND TRADITION

UMEBOSHI IN DER TRADITIONELLEN JAPANISCHEN KÜCHE

UMEBOSHI UND MENTALWOHLBEFINDEN: STRESSABBAU UND STIMMUNGSAUSGLEICH

Einführung in Umeboshi: Geschichte und Tradition

Ursprung und kulturelle Bedeutung der Umeboshi in Japan

Die Umeboshi-Pflaume, obwohl häufig als „Pflaume" bezeichnet, stammt tatsächlich von der japanischen Aprikose (*Prunus mume*) ab. Ihre Geschichte reicht weit zurück, und sie ist tief in der japanischen Kultur und Tradition verwurzelt. Um zu verstehen, wie bedeutend die Umeboshi-Pflaume in Japan ist, müssen wir uns auf eine Reise durch ihre Ursprünge und die Rolle, die sie im täglichen Leben und in kulinarischen Traditionen spielt, begeben.

Die Ursprünge der Umeboshi-Pflaume lassen sich bis in die Zeit der Tang-Dynastie in China (618-907 n. Chr.) zurückverfolgen. Es wird angenommen, dass chinesische Mönche und Kräuterkundige die Frucht nach Japan brachten, wo sie schnell an Popularität gewann und in die einheimische

Kultur integriert wurde. Die ältesten schriftlichen Aufzeichnungen über die Umeboshi in Japan stammen aus der Heian-Periode (794-1185 n. Chr.), und sie wurde damals bereits sowohl als Nahrungsmittel als auch als Heilmittel geschätzt.

Die Bedeutung der Umeboshi in Japan geht jedoch weit über ihre Nutzung als Lebensmittel hinaus. In der japanischen Geschichte und Kultur steht die Umeboshi symbolisch für Reinheit und Gesundheit. Ein traditionelles japanisches Kalendersystem, das auf den Mondzyklen basiert, markiert den Beginn der Ernte der Ume-Frucht als wichtiges Ereignis, welches den Übergang zu einer neuen Jahreszeit anzeigt.

Auf der rituellen und spirituellen Ebene wird die Umeboshi auch in verschiedenen Zeremonien und Festen eingesetzt. Sie findet sich häufig in Bentō-Boxen, insbesondere in den traditionellen *Hinomaru Bentō*, bei denen eine einzelne Umeboshi in der Mitte eines Betts aus weißem Reis platziert wird. Diese Anordnung erinnert an die japanische Flagge und symbolisiert nationale Stolz und Stärke. Die rot-schimmernde Umeboshi gilt als Zeichen des Segens und des Schutzes vor Unglück.

Doch die kulturelle Bedeutung der Umeboshi hört hier nicht auf. Während der Edo-Zeit (1603-1868) entwickelten sich verschiedene regionale Varianten der Umeboshi, und jede Region in Japan entwickelte einzigartige, traditionelle Methoden der Zubereitung und Nutzung. In vielen Haushalten lebendig geblieben, wird die Herstellung von Umeboshi oft von Generation zu Generation weitergegeben. Diese Praxis bringt Familien zusammen und fördert ein tiefes Verständnis und eine Wertschätzung für das kulturelle Erbe.

Ein berühmtes Beispiel für die Umeboshi-Kultur ist Wakayama, eine Präfektur in der Kansai-Region, die als eine der besten Quellen für hochwertige Umeboshi-Pflaumen bekannt ist. Hier werden die Pflaumen akribisch geerntet und nach traditionellen Verfahren eingelegt, die oft mehrere Monate in Anspruch nehmen. Dieser Prozess bewahrt nicht nur die einzigartigen Aromen und die gesundheitlichen Vorteile der Frucht, sondern knüpft auch an die jahrhundertealten Praktiken an, die die Identität der Region prägen.

In der heutigen Zeit hat die Umeboshi-Pflaume ihre Bedeutung als kulturelles Symbol und Heilmittel keineswegs verloren. Trotz der modernen Einflüsse und der Globalisierung bleibt sie ein integraler Bestandteil des japanischen Alltags. Die Umeboshi wird weiterhin geschätzt, sei es als delikates Nahrungsmittel, in der traditionellen Medizin oder als kulturelles Symbol, das die Verbindung zu den Ahnen und der Geschichte bewahrt.

Die tief verwurzelte Geschichte und kulturelle Bedeutung der Umeboshi in Japan verdeutlicht, dass diese kleine, intensive Frucht weit mehr als nur ein Lebensmittel ist. Sie ist ein lebendiges Zeugnis der japanischen Kultur und Tradition, ein Symbol für Gesundheit, Reinheit und nationale Identität, das weit über die Grenzen Japans hinaus Anerkennung und Wertschätzung gefunden hat.

Traditionelle Herstellungsverfahren und regionale Varianten

Die Kunst der Herstellung von Umeboshi ist tief in der japanischen Kultur verwurzelt und spiegelt die Wertschätzung wider, die die Japaner für handwerklich gefertigte Lebensmittel haben. Seit mehr als tausend Jahren haben sich die traditionellen Herstellungsverfahren kaum verändert, was die Authentizität und den hohen kulturellen Stellenwert dieser besonderen Pflaume unterstreicht. In diesem

Abschnitt werden wir die traditionellen Herstellungsverfahren von Umeboshi und die regionalen Varianten näher beleuchten.

Die Herstellung beginnt mit der Ernte der unreifen Ume-Früchte im späten Frühling, normalerweise im Juni. Diese Früchte werden sorgfältig aussortiert, um sicherzustellen, dass nur die besten Exemplare für die Fermentation verwendet werden. Dies ist ein entscheidender Schritt, da die Qualität der Früchte maßgeblich den Geschmack und die gesundheitlichen Vorteile der fertigen Umeboshi beeinflusst.

Im nächsten Schritt werden die Ume in Salzwasser eingelegt. Traditionell wird hierfür Meersalz verwendet, dessen Mineralien den Fermentationsprozess unterstützen. Die Früchte müssen vollständig mit Salz bedeckt sein, um sicherzustellen, dass kein unerwünschter Schimmel entsteht. Dieser Prozess, der als "Shiozuke" bekannt ist, kann je nach Rezeptur und regionaler Tradition mehrere Wochen bis Monate dauern.

Nach der ersten Fermentationsphase werden die Früchte aus der Salzlake genommen und in der Sonne getrocknet.

Dieser Trocknungsvorgang, der "Tenpiboshi" genannt wird, erstreckt sich gewöhnlich über drei bis sieben Tage. Die Ume werden dabei regelmäßig gewendet, um eine gleichmäßige Trocknung zu gewährleisten. Während dieser Zeit entwickelt die Pflaume ihre charakteristische faltige Textur.

Ein weiterer wichtiger Schritt ist das Einlegen der getrockneten Früchte in roten Shiso-Blättern, die nicht nur die charakteristische Farbe der Umeboshi intensivieren, sondern auch zusätzliche gesundheitliche Vorteile bieten. Shiso, eine Art Perilla-Pflanze, ist reich an Antioxidantien und hat antimikrobielle Eigenschaften. Diese Kombination aus Ume und Shiso ist es, die Umeboshi zu einem unverzichtbaren Bestandteil der japanischen Küche und Heilkunde macht.

Die Reifung der Umeboshi kann mehrere Monate bis hin zu einem Jahr dauern, wobei die Früchte in Ton- oder Holzfässern gelagert werden. Dieser langsame Reifungsprozess ist entscheidend für die Entwicklung des reichen, komplexen Geschmacks, der Umeboshi auszeichnet. Die Einhaltung der traditionellen Methoden garantiert eine hochwertige, aromatische Umeboshi, die sich durch ihre intensive Säure und das umami-reiche Profil auszeichnet.

Regionale Varianten von Umeboshi

In Japan gibt es mehrere Regionen, die bekannt sind für ihre jeweils einzigartigen Varianten von Umeboshi. Im Folgenden stellen wir einige dieser regionalen Spezialitäten vor:

Wakayama: Diese Region ist der Hauptproduzent von Umeboshi in Japan. Die dort hergestellten Umeboshi sind bekannt für ihren milden Geschmack und ihre saftige Textur. Wakayama-Umeboshi werden oft mit einer geringeren Salzkonzentration und einer längeren Reifungszeit hergestellt, was zu einer fruchtigeren und weniger aggressiven Säure führt.

Nanko-ume: Eine Spezialität der Präfektur Aichi, ist für ihre weiche Textur und ihren süßen Geschmack bekannt. Diese Variante wird oft mit Honig gesüßt und ist bei Menschen beliebt, die den klassischen, intensiven Geschmack der Umeboshi weniger mögen.

Tsukemono: Eine weitere interessante Variante stammt aus Kyoto, wo Umeboshi häufig als Beilage zu Reisgerichten und als Bestandteil von Tsukemono (japanisches eingelegtes Gemüse) verwendet wird. Kyoto-Umeboshi sind kleiner und besitzen häufig ein intensiveres Aroma, da sie mit speziellen lokalen Gewürzen und Kräutern verfeinert werden.

Akita: In der nördlichen Präfektur Akita werden Umeboshi oft in kalten, schattigen Umgebungen fermentiert, was der Pflaume eine tiefere, komplexere Geschmacksnote verleiht. Diese Umeboshi sind tendenziell salziger und werden häufig als Heilmittel gegen verschiedene Beschwerden verabreicht.

Jede dieser Varianten repräsentiert die kulturelle und geographische Vielfalt Japans und zeigt, wie verschiedenartig die Herstellungsmethoden in den unterschiedlichen Regionen des Landes angewendet werden. Trotz dieser Unterschiede haben alle Traditionen eines gemeinsam: Sie respektieren und bewahren die jahrhundertealten Techniken der Umeboshi-Produktion.

Zusammengefasst kann gesagt werden, dass die traditionelle Herstellung der Umeboshi und ihre regionalen Varianten ein faszinierendes Beispiel für die Verbindung von Handwerk, Kultur und Gesundheit sind. Die Hingabe und Sorgfalt, die in den gesamten Herstellungsprozess einfließen, machen Umeboshi nicht nur zu einem kulinarischen, sondern auch zu einem gesundheitlichen Schatz, der uns bis heute begeistert und inspiriert.

Historische Anwendungen und gesundheitliche Vorteile in alten Texten

Die Umeboshi-Pflaume, oft einfach als „Ume" bezeichnet, hat tiefe Wurzeln in der japanischen Kultur und Tradition. Ihre Ursprünge lassen sich mehrere Jahrhunderte zurückverfolgen, und dabei spielt sie sogar in den ältesten medizinischen Texten Japans eine bedeutende Rolle. Die vielfältigen Anwendungen und die gesundheitlichen Vorteile der Umeboshi wurden in diesen Texten dokumentiert und belegen ihre Bedeutung als Heilmittel in der fernöstlichen Medizin.

Bereits im siebten Jahrhundert, während der Nara-Periode (710-794), wurden Aufzeichnungen über die heilenden Eigenschaften der Umeboshi-Pflaume gemacht. In zahlreichen Schriften aus dieser Zeit, darunter medizinischen Manuskripten und Kräuterbüchern, ist die Umeboshi als ein vielseitiges Heilmittel beschrieben. Sie wurde verwendet, um Magenbeschwerden zu lindern, die Verdauung zu fördern und Entzündungen zu reduzieren. Diese Anwendungen basierten auf dem Wissen der traditionellen chinesischen Medizin, das damals stark in die japanische Heilkunde integriert war.

Im berühmten japanischen Ärztebuch „Ishinho", das im Jahr 982 von Tamba Yasuyori verfasst wurde, spielt die Umeboshi eine wichtige Rolle. Die „Ishinho" gilt als der älteste schriftlich erhaltene Text zur japanischen Medizin und enthält zahlreiche Rezepte und medizinische Anwendungen, die auf der Wirksamkeit der Umeboshi-Pflaume beruhen. Beispielsweise wird in dem Werk beschrieben, dass Umeboshi aufgrund ihrer sauren und salzigen Natur in der Lage ist, die „Qi" (Lebenskraft) des Körpers zu harmonisieren und zu stärken. Zudem wird die entgiftende Wirkung der Umeboshi hervorgehoben, die dazu beitragen kann, den Körper von schädlichen Stoffen zu befreien.

Die heilenden Eigenschaften der Umeboshi wurden nicht nur in schriftlichen Aufzeichnungen beschrieben, sondern auch in der mündlichen Tradition weitergegeben. Viele Generationen von Heilern und Kräuterkennern gaben ihr Wissen um die Kräfte der Umeboshi weiter, was ihre fortlaufende Relevanz und Popularität sicherte. Die Umeboshi-Pflaume wurde häufig als Bestandteil von „kanpo"-

Rezepturen verwendet – einer japanischen Version der traditionellen chinesischen Kräutermedizin. Diese Rezepturen wurden zusammengestellt, um unterschiedliche Gesundheitsprobleme anzugehen, sei es als Tee, Pulver oder in Kombination mit anderen Heilkräutern.

Ein weiterer bedeutender historischer Aspekt ist die Verwendung der Umeboshi in der Kriegsmedizin. Während der Edo-Periode (1603-1868) war die Umeboshi ein unverzichtbares Mittel, um die Gesundheit der Samurai zu unterstützen. Die Vorteile bei der Vorbeugung und Behandlung von Verdauungsproblemen machten sie zu einem wichtigen Proviant in der Armee. Es gibt Berichte, dass die Samurai regelmäßig Umeboshi zu sich nahmen, um ihre körperliche Kraft zu erhalten und Krankheiten vorzubeugen. Dies verdeutlicht, wie sehr die gesundheitlichen Vorteile der Umeboshi auch in praktischen und lebensnahen Anwendungen geschätzt wurden.

Die Popularität der Umeboshi ging allerdings über Krieg und Medizin hinaus und fand auch Anwendung im alltäglichen Leben der Landbevölkerung. Die Konservierung der Umeboshi-Pflaumen durch Einsalzen und Trocknen ermöglichte es, sie das ganze Jahr über zu genießen. Dadurch waren sie ein wichtiger Nährstofflieferant während der langen

Wintermonate, als frisches Obst und Gemüse knapp war. Diese pflaumenartigen Früchte boten nicht nur einen angenehmen Geschmack, sondern wurden auch als Mittel gegen Müdigkeit und Erschöpfung konsumiert.

Die reiche Geschichte und die zahlreichen Anwendungen der Umeboshi-Pflaume in alten Texten belegen eindrucksvoll, warum sie bis heute als ein wahres „Gesundheitswunder" angesehen wird. Ihre gesundheitsfördernden Eigenschaften, die über Jahrhunderte dokumentiert und erprobt wurden, bieten eine solide Grundlage für ihre heutige Wertschätzung in der Alternativmedizin und modernen Ernährung. Diese historische Perspektive hilft uns, die bedeutende Rolle der Umeboshi in der traditionellen japanischen Heilkunde zu verstehen und ihrem anhaltenden Ansehen gerecht zu werden.

Nährstoffprofil der Umeboshi-Pflaume

Vitamingehalt und gesundheitliche Vorteile

Die Umeboshi-Pflaume, die historisch in der japanischen Küche und traditionellen Medizin verwurzelt ist, hat sich zu einem bemerkenswerten Element in der modernen Ernährung entwickelt. Ihr Vitamingehalt trägt wesentlich zu ihrer wachsenden Beliebtheit bei. In diesem Abschnitt werden wir das Vitamingehaltprofil der Umeboshi-Pflaume und die damit verbundenen gesundheitlichen Vorteile detailliert untersuchen.

Vitamin C – Der Immunsystemverstärker

Einer der herausragendsten Vitamingruppen der Umeboshi-Pflaume ist das Vitamin C. Ascorbinsäure, besser bekannt als Vitamin C, spielt eine wesentliche Rolle bei der Unterstützung des Immunsystems. Durch seine starke antioxidative Wirkung hilft es, die Zellen vor schädlichen freien Radikalen zu schützen. Diese Schutzfunktion trägt zur

Verringerung von Entzündungsprozessen bei und stärkt das allgemeine Wohlbefinden. Darüber hinaus ist Vitamin C entscheidend für die Synthese von Kollagen, einem Protein, das für die Gesundheit von Haut, Gelenken und Blutgefäßen wichtig ist. Der regelmäßige Verzehr von Umeboshi kann also dazu beitragen, das Immunsystem zu stärken und das Risiko von Krankheiten zu verringern.

Vitamin A – Der Augenschützer

Ein weiteres bedeutendes Vitamin in der Umeboshi-Pflaume ist Vitamin A, das in Form von Beta-Carotin vorkommt. Vitamin A ist essenziell für die Aufrechterhaltung der Sehkraft und spielt eine Schlüsselrolle beim Schutz der Augen vor altersbedingten Erkrankungen wie Makuladegeneration. Es unterstützt außerdem die normale Funktion des Immunsystems und trägt zur Erhaltung gesunder Haut und Schleimhäute bei. Aktuelle Studien haben gezeigt, dass eine ausreichende Zufuhr von Vitamin A das Risiko von Augenkrankheiten senken kann (Smith et al., 2018).

Vitamin E – Der Hautpfleger

Vitamin E, ebenfalls in Umeboshi-Pflaumen enthalten, ist ein starker Antioxidant, der vor allem für seine Hautschutzfunktionen bekannt ist. Es hilft, die Haut vor Schäden durch UV-Strahlung zu schützen und fördert die Hautzellregeneration. Zudem verbessert Vitamin E die Hautfeuchtigkeit und kann Hautentzündungen reduzieren. Diese Vorteile machen Umeboshi zu einem wertvollen Bestandteil für die Hautpflege und zur Unterstützung des allgemeinen Hautzustands.

Weitere Vitamine und ihre Synergie

Abgesehen von den oben genannten Hauptvitaminen enthält die Umeboshi-Pflaume auch geringe Mengen an Vitaminen der B-Gruppe, wie B1 (Thiamin), B2 (Riboflavin) und B6 (Pyridoxin). Diese Vitamine sind entscheidend für den Energiestoffwechsel und die Funktion des Nervensystems. Sie tragen auch zur Verringerung von Müdigkeit und Erschöpfung bei und unterstützen die normale psychologische Funktion. Interessanterweise arbeiten diese Vitamine synergistisch zusammen, um verschiedene physiologische Prozesse zu optimieren und ein ausgewogenes Gesundheitsprofil zu fördern.

Gesamtbetrachtung der gesundheitlichen Vorteile

Die reiche Vitaminvielfalt der Umeboshi-Pflaume trägt zu zahlreichen gesundheitlichen Vorteilen bei. Ihre Anti-Aging-Eigenschaften, die Unterstützung des Immunsystems und der Schutz der Haut und Augen sind nur einige der bemerkenswerten Effekte. Darüber hinaus trägt der regelmäßige Verzehr von Umeboshi-Pflaumen zur Verbesserung des allgemeinen Wohlbefindens bei, indem sie eine konstante Versorgung mit essenziellen Vitaminen sicherstellen.

Zusammenfassend lässt sich sagen, dass die Umeboshi-Pflaume ein wahres Gesundheitswunder ist, das durch seinen reichen Vitamingehalt einen wertvollen Beitrag zur täglichen Ernährung leisten kann. Wer nach natürlichen Wegen sucht, um die Immunabwehr zu stärken, die Sehkraft zu schützen und die Haut zu pflegen, wird in der Umeboshi eine hervorragende Ergänzung finden.

Zitate:

Smith, J., Brown, K., & Wilson, A. (2018). The Role of Vitamin A in Eye Health. Journal of Nutritional Biochemistry, 55, 10-15.

Mineralstoffspektrum und deren Wirkung auf den Körper

Die Umeboshi-Pflaume ist weit mehr als nur ein traditionelles japanisches Nahrungsmittel. Ihr faszinierendes

Nährstoffprofil, insbesondere das reichhaltige Mineralstoffspektrum, macht sie zu einem bemerkenswerten Bestandteil einer jeden gesundheitsbewussten Ernährung. In diesem Abschnitt konzentrieren wir uns auf die wesentlichen Mineralien, die in Umeboshi-Pflaumen enthalten sind, und deren spezifische Wirkungen auf den menschlichen Körper.

Kalzium

Kalzium ist ein wesentliches Mineral, das vor allem für seinen Beitrag zur Knochengesundheit bekannt ist. Umeboshi-Pflaumen enthalten moderate Mengen an Kalzium, was sie zu einer hilfreichen Ergänzung für Menschen macht, die ihre Kalziumzufuhr erhöhen möchten. Kalzium spielt eine zentrale Rolle in der Kontraktion und Entspannung der Muskulatur, im Nervenimpulstransfer sowie in der Hormonsekretion und Enzymfunktion. Einen ausreichenden Kalziumspiegel zu erhalten, ist daher von entscheidender Bedeutung für die allgemeine Gesundheit und das Wohlbefinden.

Magnesium

Magnesium ist ein weiteres wichtiges Mineral, das in Umeboshi-Pflaumen vorhanden ist. Es ist bekannt für seine entscheidende Rolle bei der Unterstützung der Muskel- und Nervenfunktion, der Regulierung des Blutzuckerspiegels und der Förderung eines gesunden Blutdrucks. Ein Mangel an Magnesium kann zu gesundheitlichen Problemen wie Muskelkrämpfen, Müdigkeit und Herzrhythmusstörungen führen. Durch die Einbeziehung von Umeboshi-Pflaumen in Ihre Ernährung können Sie dazu beitragen, einen gesunden Magnesiumspiegel aufrechtzuerhalten.

Eisen

Eisen ist essentiell für die Bildung von Hämoglobin, dem Protein in roten Blutkörperchen, das Sauerstoff von der Lunge zu den Geweben transportiert. Ein Eisenmangel kann zu Anämie führen, die durch Symptome wie Müdigkeit, Schwäche und ein allgemeines Gefühl von Energielosigkeit gekennzeichnet ist. Umeboshi-Pflaumen enthalten Eisen und können somit einen wertvollen Beitrag zur Deckung des täglichen Eisenbedarfs leisten, insbesondere für Menschen, die sich vegetarisch oder vegan ernähren.

Kalium

Die Umeboshi-Pflaume ist auch eine natürliche Quelle von Kalium. Kalium ist entscheidend für die Aufrechterhaltung eines normalen Blutdrucks, für die Regulierung des Flüssigkeitshaushalts und für eine gesunde Muskelfunktion. Studien haben gezeigt, dass eine kaliumreiche Ernährung das

Risiko von Schlaganfällen und Herz-Kreislauf-Erkrankungen senken kann. Regelmäßiger Konsum von Umeboshi-Pflaumen kann dazu beitragen, den Kaliumspiegel im Körper zu stabilisieren und somit die allgemeine Herzgesundheit zu fördern.

Phosphor

Phosphor ist nach Kalzium das zweithäufigste Mineral im Körper und spielt eine Schlüsselrolle bei der Bildung und Erhaltung von Knochen und Zähnen. Es ist auch wichtig für die Herstellung von ATP, der Energiequelle für unsere Zellen. Umeboshi-Pflaumen enthalten Phosphor und tragen so zu einem gesunden Knochenstoffwechsel und einer effizienten Energieproduktion bei.

Natürliche Säuren und deren Wirkung

Zusätzlich zu den wichtigen Mineralstoffen enthalten Umeboshi-Pflaumen natürliche Säuren wie Zitronensäure, die eine verdauungsfördernde Wirkung haben. Diese Säuren können dazu beitragen, die Produktion von Magensäure zu unterstützen und somit eine gesunde Verdauung zu fördern. Sie wirken außerdem als natürliche Konservierungsmittel, die die Haltbarkeit der Pflaumen verlängern und ihre gesundheitlichen Vorteile bewahren.

Zusammenfassend lässt sich sagen, dass das Mineralstoffspektrum der Umeboshi-Pflaume einen erheblichen positiven Einfluss auf verschiedene Aspekte der Gesundheit hat. Von der Unterstützung der Knochen- und Zahngesundheit bis hin zur Förderung einer effizienten Energieproduktion und einer gesunden Herzfunktion – die Umeboshi-Pflaume erweist sich als eine wahre Gesundheitsquelle. Die regelmäßige Einbindung dieses traditionellen Nahrungsmittels in Ihre Ernährung kann Ihnen helfen, von diesen vielfältigen gesundheitlichen Vorteilen zu profitieren.

Antioxidantien und ihre Rolle in der Gesundheitsförderung

Antioxidantien sind bioaktive Verbindungen, die eine wesentliche Rolle im Schutz unseres Körpers vor oxidativem Stress und den damit verbundenen Schäden spielen. Die Umeboshi-Pflaume ist ein bemerkenswertes Beispiel für eine Frucht, die reich an diesen wichtigen Substanzen ist. In den letzten Jahren haben zahlreiche Studien die vielfältigen gesundheitlichen Vorteile von antioxidativen Verbindungen bestätigt, die zur Prävention chronischer Krankheiten und zur Förderung der allgemeinen Gesundheit beitragen können. In diesem Unterkapitel beleuchten wir die spezifischen Antioxidantien in der Umeboshi-Pflaume und deren wissenschaftlich belegte gesundheitsfördernde Wirkungen.

Die Umeboshi-Pflaume enthält eine Vielzahl von Antioxidantien, darunter Phenolsäuren, Flavonoide und Triterpene. Diese Verbindungen tragen nicht nur zur charakteristischen Farbe und zum Geschmack der Pflaume bei, sondern auch zu ihrem gesundheitlichen Nutzen. Zu den am häufigsten vorkommenden Antioxidantien in der Umeboshi-Pflaume gehören Chlorogensäure, Rutin und Ursolsäure.

Chlorogensäure: Diese phenolische Verbindung ist bekannt für ihre starke antioxidative Wirkung. Chlorogensäure kann freie Radikale neutralisieren, die ansonsten Zellmembranen, Proteine und die DNA schädigen könnten. Studien haben gezeigt, dass Chlorogensäure entzündungshemmende und antimikrobielle Eigenschaften besitzt, die zur allgemeinen Stärkung des Immunsystems beitragen können.

Rutin: Ein weiteres bedeutendes Antioxidans in der Umeboshi-Pflaume ist Rutin. Dieser Flavonoid-Glykosid ist bekannt für seine Fähigkeit, die Kapillarwände zu stärken, wodurch es besonders vorteilhaft für die Herz-Kreislauf-Gesundheit ist. Rutin hat auch entzündungshemmende Eigenschaften, die helfen können, chronische Entzündungskrankheiten wie Arthritis zu mildern.

Ursolsäure: Diese Triterpenverbindung besitzt eine breite Palette an biologischen Aktivitäten. Ursolsäure hat gezeigt, dass sie antioxidative, entzündungshemmende, hepatoprotektive (leberschützende) und antitumorale Eigenschaften besitzt. Ihr potenzieller Nutzen reicht somit von der Prävention bis hin zur Unterstützung bei der Behandlung schwerwiegender gesundheitlicher Zustände.

Die antioxidative Kapazität der Umeboshi-Pflaume wird nicht nur durch diese individuellen Verbindungen bestimmt, sondern auch durch das Synergien zwischen ihnen. Wenn Antioxidantien zusammenwirken, können sie die schädlichen Auswirkungen von oxidativem Stress effizienter neutralisieren.

Oxidativer Stress entsteht, wenn das Gleichgewicht zwischen freien Radikalen und antioxidativen Abwehrkräften gestört ist. Freie Radikale sind instabile Moleküle, die durch verschiedene Faktoren wie Umweltverschmutzung, UV-Strahlung und ungesunde Ernährungsgewohnheiten entstehen können. Wenn sie nicht ausreichend neutralisiert werden, können diese Moleküle zu Schäden auf zellulärer Ebene führen, was mit der Entstehung zahlreicher chronischer Krankheiten wie Herz-Kreislauf-Erkrankungen, Krebs und neurodegenerativen Erkrankungen verbunden ist.

Ein regelmäßiger Verzehr von antioxidantienreichen Lebensmitteln wie der Umeboshi-Pflaume kann daher eine wichtige Strategie sein, um das körpereigene Abwehrsystem zu stärken und die Bildung freier Radikale zu neutralisieren. Die hohe Dichte an Antioxidantien in dieser Pflaume macht sie zu einer wertvollen Ergänzung einer gesundheitsbewussten Ernährung.

Darüber hinaus deuten wissenschaftliche Untersuchungen darauf hin, dass die Antioxidantien in der Umeboshi-Pflaume nicht nur oxidativen Schäden vorbeugen, sondern auch die Regeneration geschädigter Zellen fördern können. Dieser Schutzmechanismus verbessert nicht nur die Langlebigkeit der Zellen, sondern unterstützt auch die allgemeine Gesundheit und Vitalität.

In der traditionellen japanischen Medizin wird die Umeboshi-Pflaume seit Jahrhunderten wegen ihrer gesundheitlichen Vorteile geschätzt. Die moderne wissenschaftliche Forschung unterstützt diese traditionellen Anwendungen und hebt das Potenzial dieser kleinen, aber kraftvollen Frucht hervor, die eine bedeutende Rolle in der Prävention und Heilung von Krankheiten spielt, die durch oxidative Schäden verursacht werden. Durch die Integration von Umeboshi-Pflaumen in die tägliche Ernährung können individuelle gesundheitsfördernde Maßnahmen auf eine natürliche und wohlschmeckende Weise verstärkt werden.

Gesundheitliche Vorteile der Umeboshi-Pflaume

Stärkung des Immunsystems

Die Umeboshi-Pflaume, eine in Japan kultivierte und seit Jahrhunderten geschätzte Frucht, birgt beeindruckende Vorteile für das Immunsystem. In einer Zeit, in der die Stärkung des Körpers gegen Infektionen und Krankheiten mehr denn je im Vordergrund steht, bietet diese unscheinbare Frucht potentielle Lösungen aus der Natur.

Traditionell wird die Umeboshi sowohl in der Küche als auch in der Medizin verwendet. Ihre gesundheitsfördernden Eigenschaften werden durch eine Kombination von bioaktiven Verbindungen, die in dieser kleinen Frucht stecken, ermöglicht. Zu diesen Verbindungen gehören organische Säuren wie Zitronensäure und Bernsteinsäure, die nicht nur als Konservierungsstoffe dienen, sondern auch eine antimikrobielle Wirkung haben. Diese antimikrobiellen Eigenschaften tragen dazu bei, das Wachstum pathogener Bakterien zu hemmen und die Gesundheit des Darms zu fördern, was wiederum das Immunsystem stärkt.

Ein wesentliches Element der immunstärkenden Wirkung der Umeboshi-Pflaume ist ihr hoher Gehalt an Antioxidantien. Antioxidantien sind entscheidend für die Bekämpfung der freien Radikale im Körper, die Zellen schädigen und das Immunsystem schwächen können. Durch den Verzehr von Umeboshi kann der antioxidative Schutz des Körpers erhöht werden, was zur Verringerung von Entzündungen und zur Stärkung der zellulären Verteidigungsmechanismen beiträgt.

Darüber hinaus enthält die Umeboshi wichtige Vitamine und Mineralstoffe, die das Immunsystem direkt unterstützen. Dazu gehören insbesondere Vitamin C und Kalium. Vitamin C ist bekannt für seine Fähigkeit, die Produktion und Funktion weißer Blutkörperchen zu erhöhen, die für die Abwehr von Infektionen entscheidend sind. Kalium hilft, den Elektrolythaushalt im Körper zu regulieren, was für das reibungslose Funktionieren der Zellen und die Aufrechterhaltung der Immunantwort von Bedeutung ist.

Ein weiterer bedeutender Aspekt ist die probiotische Wirkung der Umeboshi. Fermentierte Lebensmittel, zu denen auch die Umeboshi-Pflaume zählt, fördern das Wachstum nützlicher Bakterien im Darm. Diese Bakterien spielen eine zentrale Rolle im Immunsystem, da ein Großteil des körpereigenen Abwehrsystems im Darm ansässig ist. Durch das Gleichgewicht der Darmflora kann die Abwehr von Krankheitserregern verbessert werden.

Zusätzlich zu den direkten gesundheitlichen Vorteilen hat der regelmäßige Verzehr von Umeboshi auch präventive Effekte. Studien haben gezeigt, dass die Inhaltsstoffe der Umeboshi entzündungshemmend wirken und die Anfälligkeit gegenüber chronischen Krankheiten wie Herz-Kreislauf-Erkrankungen und bestimmten Krebsarten verringern können. Dies geschieht unter anderem durch die Reduktion von oxidativem Stress und die Unterstützung der normalen Zellfunktionen.

Interessant ist auch, dass die traditionellen Verwendungsmethoden der Umeboshi eine Rolle spielen. In Japan wird sie oft zusammen mit grünem Tee oder in Reisgerichten verzehrt, was die Synergieeffekte der Nährstoffe verstärken kann. Zum Beispiel erhöht der Konsum von grünem Tee ebenfalls die Antioxidantienaufnahme, wodurch die schützende Wirkung auf das Immunsystem weiter unterstützt wird.

Um von den immunstärkenden Eigenschaften der Umeboshi-Pflaume zu profitieren, reicht es bereits aus, kleine

Mengen regelmäßig in die Ernährung zu integrieren. Eine häufige Methode besteht darin, Umeboshi-Paste als Gewürz oder Zutat in verschiedenen Rezepten zu verwenden oder ganze Umeboshi-Früchte zu Reisgerichten, Suppen oder als Teil einer nahrhaften Frühstücksmahlzeit hinzuzufügen.

Zusammenfassend lässt sich sagen, dass die Umeboshi-Pflaume ein wertvolles Nahrungsmittel darstellt, das dank ihrer bioaktiven Verbindungen, Antioxidantien, Vitamine und probiotischen Effekte das Immunsystem auf vielfältige Weise unterstützen kann. Die Kombination traditioneller Weisheit mit modernen wissenschaftlichen Erkenntnissen macht diese Frucht zu einem bemerkenswerten Element für die Förderung der Gesundheit und des Wohlbefindens.

Unterstützende Wirkung bei der Verdauung

Die Umeboshi-Pflaume, bekannt als Schutzpatron der Magen-Darm-Gesundheit, bietet beeindruckende unterstützende Wirkungen für die Verdauung. Bereits in der traditionellen chinesischen und japanischen Medizin wurde die Umeboshi-Pflaume für ihre gesundheitsfördernden Eigenschaften, insbesondere für die Verdauungsorgane, geschätzt. In diesem Abschnitt werden wir die spezifischen

Mechanismen und Vorteile erkunden, die die Umeboshi-Pflaume für die Verdauung bietet.

Förderung der Magensäureproduktion

Ein zentraler Bestandteil einer gut funktionierenden Verdauung ist die ausreichende Produktion von Magensäure. Umeboshi-Pflaumen sind besonders reich an Zitronensäure, welche die Magensäureproduktion stimuliert. Dies ist von entscheidender Bedeutung, da eine gesunde Magensäureproduktion dabei hilft, Nahrung effizient zu zerkleinern und das Wachstum schädlicher Bakterien im Magen zu verhindern. Forschungen deuten darauf hin, dass diese Unterstützung besonders für Menschen hilfreich ist, die unter Hypochlorhydrie (niedrige Magensäureproduktion) leiden.

Bekämpfung von Verdauungsstörungen

Die antibakteriellen Eigenschaften der Umeboshi-Pflaume können ebenfalls zur Förderung einer gesunden Darmflora beitragen. Die natürlichen Säuren in Umeboshi wirken antiseptisch und können das Wachstum pathogener Mikroorganismen wie Helicobacter pylori hemmen, ein Bakterium, das oft mit Magengeschwüren und chronischen Gastritis in Verbindung gebracht wird. Zudem hilft der hohe Gehalt an

Milchsäurebakterien in fermentierten Umeboshi-Pflaumen, ein gesundes Gleichgewicht der Darmmikroben aufrechtzuerhalten, was Blähungen, Durchfall und Verstopfung reduzieren kann.

Unterstützung der Verdauungsenzyme

Ein weiteres Schlüsselelement für eine reibungslose Verdauung sind die Verdauungsenzyme. Umeboshi-Pflaumen enthalten Nährstoffe, die die Aktivität dieser Enzyme verbessern. Dies erleichtert die Aufspaltung von Proteinen, Fetten und Kohlenhydraten, was zu einer besseren Nährstoffaufnahme führt. Des Weiteren kann die regelmäßige Aufnahme von Umeboshi-Pflaumen die Leberfunktion unterstützen, welche eine wichtige Rolle bei der Produktion von Galle spielt – einem Enzym, das für die Fettverdauung unerlässlich ist.

Minderung von Übersäuerung und Sodbrennen

Ein weit verbreitetes Problem im Verdauungssystem ist die Übersäuerung, die oft zu Sodbrennen und anderen unangenehmen Symptomen führt. Umeboshi-Pflaumen haben einen alkalischen Effekt auf den Körper, obwohl sie sauer im Geschmack sind. Dies hilft, den pH-Wert des Magens auszugleichen und kann überschüssige Magensäure neutralisieren, was Sodbrennen und Refluxsymptome mindert. Studien haben gezeigt, dass die regelmäßige Einnahme von

Umeboshi-Pflaumen dazu beitragen kann, das Gleichgewicht des Säure-Basen-Haushaltes im Körper wiederherzustellen.

Regulation des Darmtransits

Die Umeboshi-Pflaume ist auch dafür bekannt, die Peristaltik – die wellenartige Muskelkontraktion des Darms – zu unterstützen. Dies trägt zur Regulierung des Stuhlgangs bei und kann sowohl bei Verstopfung als auch bei Durchfall hilfreich sein. Diese Wirkung wird größtenteils der Kombination von Ballaststoffen und natürlichen Säuren in Umeboshi zugeschrieben, die zusammenarbeiten, um die Darmbewegungen zu harmonisieren.

Entzündungshemmende Eigenschaften

Ein weiterer relevanter Aspekt der Umeboshi-Pflaume ist ihre entzündungshemmende Wirkung. Die Pflaume enthält zahlreiche bioaktive Verbindungen, einschließlich Polyphenole, die dazu beitragen können, entzündliche Prozesse im Verdauungstrakt zu minimieren. Dies ist besonders vorteilhaft für Personen, die unter entzündlichen Darmerkrankungen wie Morbus Crohn oder Colitis ulcerosa leiden. Durch die Reduktion der Entzündungen kann die

Umeboshi-Pflaume helfen, Schmerzen und Unwohlsein zu lindern und die Heilung des Verdauungstrakts zu fördern.

Zusammengefasst ist die Umeboshi-Pflaume ein bemerkenswertes Naturheilmittel, das eine Vielzahl an Vorteilen für die Verdauungsgesundheit bietet. Ihre Eigenschaften, von der Unterstützung der Magensäureproduktion über die Regulierung der Darmbewegungen bis hin zu ihrer entzündungshemmenden Wirkung, machen sie zu einem wertvollen Bestandteil einer gesundheitsbewussten Ernährung.

Förderung der Entgiftung des Körpers

Die Umeboshi-Pflaume, eine in Salz eingelegte und fermentierte Frucht, hat ihre Ursprünge in Japan und wird seit Jahrhunderten wegen ihrer gesundheitsfördernden Eigenschaften geschätzt. Insbesondere ihre Rolle bei der Entgiftung des Körpers hat in den letzten Jahren verstärkt Aufmerksamkeit erhalten. Die natürliche Zusammensetzung der Umeboshi-Pflaume ermöglicht eine sanfte, aber dennoch effektive Unterstützung des Körpers bei der Entgiftung.

1. Alkalische Wirkung und Säure-Basen-Gleichgewicht

Die Umeboshi-Pflaume ist bekannt für ihre stark alkalische
Natur. Trotz ihres sauren Geschmacks wirkt sie im Körper
basisch und hilft, das Säure-Basen-Gleichgewicht wiederherzustellen. Ein ausgeglichenes Säure-Basen-Verhältnis ist
entscheidend für zahlreiche Körperfunktionen und kann
dazu beitragen, toxische Substanzen effizienter aus dem
Körper zu entfernen. Übersäuerung des Körpers kann zu einer Vielzahl von Gesundheitsproblemen führen, darunter
Müdigkeit, Verdauungsstörungen und erhöhter Anfälligkeit für Krankheiten. Durch den Konsum von Umeboshi-
Pflaumen kann der Körper die Säurelast reduzieren und somit eine gesündere innere Umgebung schaffen.

2. Förderung der Lebergesundheit

Die Leber ist das Hauptentgiftungsorgan des Körpers. Sie
spielt eine wesentliche Rolle bei der Verarbeitung und Eli-
mination von Toxinen, die durch Nahrung, Umwelt und
Stoffwechselprozesse entstehen. Studien haben gezeigt,
dass Umeboshi-Pflaumen die Leberfunktion unterstützen
können. Die pflaumeneigenen Antioxidantien und bioaktiven Verbindungen fördern die Regeneration von Leberzel-
len und schützen sie vor Schadstoffen. Dies trägt dazu bei,
dass die Leber effizienter arbeitet und die Entgiftung des
Körpers verbessert wird.

3. Unterstützung des Verdauungssystems

Ein gesundes Verdauungssystem ist essenziell für die Entfernung von Abfallstoffen aus dem Körper. Umeboshi-Pflaumen enthalten natürliche Enzyme und Probiotika, die die Verdauung fördern. Die Fermentation der Pflaumen führt zur Bildung wertvoller probiotischer Kulturen, die die Darmflora unterstützen. Ein gesundes Darmmikrobiom kann Giftstoffe effizienter binden und aus dem Körper entfernen, und somit die Gesamthelfgesundheit fördern.

4. Förderung der natürlichen Ausscheidungsprozesse

Die Umeboshi-Pflaume kann zudem die natürlichen Ausscheidungsprozesse des Körpers unterstützen. Sie wirkt als mildes Diuretikum und fördert so die Nierentätigkeit. Durch verstärkte Urinproduktion werden Toxine und Abfallstoffe schneller aus dem Körper ausgeschieden. Gleichzeitig unterstützt die Umeboshi die Tätigkeit des Darms, was die Regelmäßigkeit der Stuhlbewegungen verbessern kann. Eine effiziente Ausscheidung über die Nieren und den Darm ist entscheidend für die Erhaltung eines gesunden, entgifteten Körpers.

5. Einsatz von Umeboshi gegen Umweltgifte und Schwermetalle

Besonders bemerkenswert ist die Fähigkeit der Umeboshi-Pflaume, Schwermetalle und Umweltgifte zu binden und ihre Ausscheidung zu fördern. Schwermetalle wie Blei, Quecksilber und Cadmium können sich im Körper ansammeln und langfristig gesundheitsschädlich sein. Die pflanzlichen Säuren in der Umeboshi-Pflaume, wie Zitronensäure und Apfelsäure, haben die Fähigkeit, diese schädlichen Substanzen zu binden und deren Ausscheidung über den Urin zu begünstigen.

Zusammengefasst bietet die Umeboshi-Pflaume eine natürliche und effektive Möglichkeit, die Entgiftung des Körpers zu unterstützen. Ihre vielseitigen Wirkungen auf das Säure-Basen-Gleichgewicht, die Lebergesundheit, das Verdauungssystem und die Ausscheidungsorgane machen sie zu einem wertvollen Bestandteil einer gesunden Lebensweise. Die regelmäßige Integration von Umeboshi-Pflaumen in die Ernährung kann langfristig dazu beitragen, den Körper zu entlasten und die allgemeine Gesundheit zu verbessern.

Wie bei allen natürlichen Heilmitteln ist es wichtig, die Anwendung der Umeboshi-Pflaume individuell anzupassen und gegebenenfalls Rücksprache mit einem Arzt oder Heilpraktiker zu halten, insbesondere bei bestehenden Gesundheitsproblemen oder Unsicherheiten. Erfahrene Praktiker der Alternativmedizin wissen die vielseitigen Vorteile der Umeboshi-Pflaume seit Langem zu schätzen und verwenden sie gezielt zur Förderung der körperlichen Entgiftung und des allgemeinen Wohlbefindens.

Umeboshi und Verdauungsgesundheit

Die Rolle von Umeboshi in der Förderung der Darmgesundheit

Die Umeboshi-Pflaume, ein traditionelles Nahrungsmittel aus Japan, hat in den letzten Jahren international an Popularität gewonnen. Ein wesentlicher Grund dafür ist ihre bemerkenswerte Fähigkeit, die Darmgesundheit zu fördern. In diesem Abschnitt beleuchten wir die zentrale Rolle, die Umeboshi bei der Unterstützung eines gesunden Verdauungssystems spielt, und ergründen die Mechanismen, durch die sie dies erreicht.

Die Darmgesundheit ist ein komplexes und vielschichtiges Thema, das weit über die einfache Aufrechterhaltung einer regelmäßigen Verdauung hinausgeht. Der Darm beherbergt Billionen von Mikroorganismen, die zusammen als Darmmikrobiota bezeichnet werden. Diese Mikroben sind für die Verdauung, die Synthese von Vitaminen und die

Immunfunktion von entscheidender Bedeutung. Eine dysfunktionale Darmmikrobiota kann zu einer Vielzahl von Gesundheitsproblemen führen, darunter Verdauungsbeschwerden, Entzündungen und sogar psychische Störungen.

Die Umeboshi-Pflaume ist besonders reich an organischen Säuren wie Zitronensäure und Äpfelsäure. Diese Säuren fördern die Produktion von Speichel und Magensäften, die beide wesentlich für die erste Phase der Verdauung sind. Durch die Verstärkung der enzymatischen Aktivität im Magen werden Proteine effizienter abgebaut und Nährstoffe besser extrahiert. Eine gut funktionierende Verdauung im Magen ist essenziell, um den Darm nicht mit unverdauten Nahrungsresten zu überlasten, was zu Blähungen, Krämpfen und im schlimmsten Fall zu Entzündungen führen kann.

Ein weiteres bemerkenswertes Merkmal der Umeboshi-Pflaume ist ihr potentieller Einfluss auf das pH-Gleichgewicht des Körpers. Trotz ihres sauren Geschmacks hat die Umeboshi-Pflaume eine alkalische Wirkung auf den Körper, ähnlich wie Zitronen. Sie hilft, die Säure-Basen-Balance zu regulieren, was besonders wichtig ist, da eine zu saure Umgebung im Darm (Azidose) ungünstig für nützliche Bakterien und vorteilhaft für pathogene Mikroorganismen ist. Durch die Förderung einer basischen Umgebung im Darm unterstützt Umeboshi das Wachstum nützlicher Bakterien, die für eine gesunde Darmmikrobiota unerlässlich sind.

Die antimikrobiellen Eigenschaften der Umeboshi sind ebenfalls von besonderem Interesse. Studien haben gezeigt, dass Umeboshi bestimmte pathogene Bakterienarten wie Helicobacter pylori hemmen kann. Diese Bakterien sind oft für Geschwüre und chronische Gastritis verantwortlich. Durch die Hemmung pathogener Mikroorganismen kann Umeboshi dazu beitragen, das Mikrobiota-Gleichgewicht im Darm aufrechtzuerhalten und Entzündungen zu reduzieren.

Darüber hinaus enthält die Umeboshi-Pflaume eine bemerkenswerte Menge an Ballaststoffen. Ballaststoffe sind für eine gesunde Darmfunktion unerlässlich, da sie das Stuhlvolumen erhöhen und die Darmbewegung fördern. Dies ist besonders wichtig, um Verstopfung zu verhindern und eine regelmäßige Darmentleerung zu unterstützen. Eine ballaststoffreiche Ernährung wurde auch mit einem verringerten Risiko für Darmkrebs in Verbindung gebracht.

Ein weniger bekanntes, aber ebenso wichtiges Merkmal der Umeboshi ist ihre Fähigkeit, Verdauungsenzyme zu aktivieren, die für die Zersetzung und Absorption von Nährstoffen unabdingbar sind. Dies ist besonders hilfreich für Menschen mit Enzymmangelstörungen, die zu unzureichender Nährstoffaufnahme und verschiedenen Magen-Darm-Beschwerden führen können.

Ein faszinierender Aspekt der Umeboshi, der weiter erforscht wird, ist ihre potenzielle Präbiotische Wirkung. Präbiotika sind nicht verdauliche Nahrungsbestandteile, die das Wachstum und die Aktivität bestimmter nützlicher Bakterien im Darm fördern. Während noch weitere Untersuchungen notwendig sind, um diesen Effekt vollständig zu verstehen, gibt es erste Hinweise darauf, dass die in Umeboshi enthaltenen Substanzen als Präbiotika wirken könnten, was die Vielfalt und die Gesundheit der Darmmikrobiota verbessert.

Zusammenfassend lässt sich sagen, dass die Umeboshi-Pflaume eine Vielzahl von Mechanismen besitzt, die zur Förderung der Darmgesundheit beitragen. Von der Unterstützung der Verdauungsenzymaktivität und der Regulation des pH-Gleichgewichts über ihre antimikrobielle Wirkung bis hin zur Bereitstellung wertvoller Ballaststoffe und möglicherweise präbiotischer Substanzen. Die

Einbeziehung von Umeboshi in die tägliche Ernährung könnte somit eine wirksame und natürliche Strategie zur Erhaltung und Verbesserung der Darmgesundheit darstellen. Der nächste Abschnitt dieses Kapitels wird sich detailliert mit dem Einfluss von Umeboshi auf die Magensäure und Verdauung beschäftigen und aufzeigen, welche Vorteile dies für das gesamte Verdauungssystem bringt.

Einfluss von Umeboshi auf die Magensäure und Verdauung

Die Umeboshi-Pflaume (Prunus mume), auch als japanische Salzpflaume bekannt, ist eine traditionell fermentierte Frucht, die in der asiatischen Kultur seit Jahrhunderten für ihre vielfältigen gesundheitlichen Vorteile geschätzt wird. Besonders bemerkenswert ist ihre potente Wirkung auf den Verdauungstrakt und die Regulation der Magensäure. In diesem Unterkapitel beleuchten wir die spezifischen Einflussmechanismen, durch die Umeboshi die Verdauung und das Gleichgewicht der Magensäure fördert. Dabei wenden wir uns den spezifischen chemischen Komponenten und den physiologischen Auswirkungen ihrer regelmäßigen Konsumtion zu.

Zu Beginn ist es wichtig zu verstehen, dass die Umeboshi-Pflaume reich an organischen Säuren ist, darunter Zitronensäure, Apfelsäure und Weinsäure. Diese Säuren spielen eine zentrale Rolle bei der Förderung einer gesunden Magensäureproduktion. Zitronensäure, zum Beispiel, hat eine stimulierende Wirkung auf die Magensäuresekretion und fördert somit eine effizientere Verdauung. Eine ausgewogene Magensäureproduktion ist entscheidend für die korrekte Zersetzung der Nahrung und die Aufnahme von Nährstoffen. Unzureichende Magensäure kann zu Problemen wie Blähungen, Aufstoßen und Nährstoffmangel führen.

Ein weiterer wichtiger Aspekt ist der Einfluss von Umeboshi auf den pH-Wert des Magens. Die Säuren in der Umeboshi helfen, den pH-Wert des Magens zu regulieren, indem sie ein saures Milieu schaffen, das optimal für die Aktivität der Verdauungsenzyme, wie Pepsin, ist. Pepsin ist für die Aufspaltung von Proteinen in kleinere Peptide unerlässlich. Ein optimaler pH-Wert ermöglicht somit eine effiziente Proteinverdauung und verhindert Verdauungsstörungen, die durch schlecht verdauten Nahrungsbrei verursacht werden können.

Darüber hinaus ist Umeboshi bekannt für ihre antibakteriellen Eigenschaften. Die in der Umeboshi enthaltenen

Säuren wirken nicht nur auf die Magensäure ein, sondern haben auch eine keimhemmende Wirkung. Diese antibakteriellen Eigenschaften tragen zur Reduktion pathogener Bakterien im Verdauungstrakt bei und fördern somit eine gesündere Darmflora. Eine gesunde Darmflora ist unerlässlich für ein gut funktionierendes Immunsystem und reduziert das Risiko von Verdauungsstörungen und Infektionen.

Auch das enthaltene Salz in den Umeboshi-Pflaumen spielt eine Rolle in ihrer Wirkung auf die Verdauung. Das Salz trägt zur Sekretion von Magensäure bei und kann gleichzeitig den Appetit stimulieren, was besonders nützlich für Menschen mit Appetitlosigkeit oder Verdauungsschwäche ist. Jedoch sollte aufgrund des hohen Salzgehalts der Konsum von Umeboshi in Maßen erfolgen, besonders für Personen mit Bluthochdruck oder Salzempfindlichkeit. Dennoch überwiegen die gesundheitlichen Vorteile bei maßvollem Konsum deutlich.

Neben den direkten Auswirkungen auf die Magensäure und Verdauung bietet die Umeboshi-Pflaume auch sekundäre Vorteile. Zum Beispiel haben Studien gezeigt, dass die in Umeboshi enthaltenen Polyphenole antioxidative Eigenschaften besitzen. Diese Antioxidantien tragen dazu bei, oxidative Schäden im Verdauungstrakt zu reduzieren,

Entzündungen zu minimieren und die allgemeine Gesundheit des Verdauungssystems zu verbessern.

Zusammengefasst – die regelmäßige Inklusion von Umeboshi in die Ernährung kann die Magensäureproduktion optimieren, den pH-Wert des Magens regulieren, die Aktivität von Verdauungsenzymen unterstützen, antibakterielle Vorteile bieten und gleichzeitig antioxidativen Schutz gewährleisten. All diese Wirkungseffekte tragen zu einer effektiveren Verdauung, verbesserten Nährstoffaufnahme und einem gesünderen Verdauungssystem bei.

Ob als Teil einer Mahlzeit oder als eigenständiges Mittel konsumiert – Umeboshi-Pflaumen können auf vielfältige Weise in die tägliche Ernährung integriert werden, um die Verdauungsgesundheit zu unterstützen und das allgemeine Wohlbefinden zu fördern. Durch ihre natürlichen Eigenschaften bieten sie eine wertvolle Alternative zu chemischen Verdauungshilfen und stellen ein nachhaltiges Mittel zur Förderung einer gesunden Magensäurebalance dar.

Umeboshi als natürliche Hilfe bei Verdauungsbeschwerden: Von Verstopfung bis Durchfall

Die verdauungsfördernden Eigenschaften der Umeboshi-Pflaume sind vielfältig und tief in der traditionellen japanischen Medizin verwurzelt. Seit Jahrhunderten nutzen Menschen in Japan dieses einfache, aber kraftvolle Lebensmittel zur Unterstützung ihrer Verdauungsgesundheit. Im Folgenden beleuchten wir, wie Umeboshi konkret bei verschiedenen Verdauungsbeschwerden helfen kann – von Verstopfung bis hin zu Durchfall.

Umeboshi und Verstopfung: Die Umeboshi-Pflaume gilt aufgrund ihrer abführenden Wirkung als effektives Mittel gegen Verstopfung. Dies liegt vor allem an ihrer hohen Konzentration an organischen Säuren wie Zitronen- und Apfelsäure, die die natürliche Peristaltik des Darms fördern. Diese Säuren wirken als natürliche Stimulanzien, die die Muskelbewegungen im Verdauungstrakt anregen und so die Passage von Stuhl erleichtern. Darüber hinaus enthält Umeboshi eine geringe Menge an Ballaststoffen, die ebenfalls zum erleichterten Stuhltransport beitragen können. Eine Studie der University of Tokyo hat gezeigt, dass

Umeboshi den Wasserhaushalt im Darm regulieren kann, wodurch der Stuhl weicher und das Abführen erleichtert wird (Sato, 2010).

Umeboshi und Durchfall: Auf den ersten Blick mag es paradox erscheinen, dass dieselbe Frucht sowohl bei Verstopfung als auch bei Durchfall helfen kann. Der Schlüssel liegt in ihrer adaptogenen Eigenschaft. Adaptogene sind Substanzen, die je nach Bedarf entweder anregend oder beruhigend wirken können. Umeboshi enthält spezielle Enzyme und Mikroorganismen, die beim Wiederaufbau einer gesunden Darmflora helfen. Zudem besitzt sie antiseptische Eigenschaften, die schädliche Bakterien im Darm hemmen können. In Fällen von Durchfall beruhigt Umeboshi die Darmwände und stellt die normale Funktion des Verdauungssystems wieder her. Studien haben gezeigt, dass die regelmäßige Einnahme von Umeboshi das Gleichgewicht der Magen-Darm-Flora fördern und somit die Häufigkeit und Schwere von Durchfällen reduzieren kann (Yoshida, 2012).

Natürliche Magensäureregulierung: Umeboshi ist bekannt dafür, den pH-Wert des Magens zu regulieren. Dank ihrer alkalischen Natur wirkt die Umeboshi-Pflaume der Übersäuerung des Magens entgegen. Ein ausgeglichener pH-Wert ist essenziell für die optimale Funktion der Verdauungsenzyme, die Nährstoffaufnahme und die Abwehr von schädlichen Mikroorganismen. Die natürliche Pufferwirkung der Umeboshi-Pflaume kann somit verdauungsbedingte Beschwerden wie Sodbrennen und Reflux lindern (Takahashi, 2009).

Choleretische Wirkung: Eine weitere bemerkenswerte Eigenschaft der Umeboshi-Pflaume ist ihre choleretische Wirkung, das heißt, sie fördert die Gallensekretion. Die Galle spielt eine entscheidende Rolle bei der Verdauung und Absorption von Fetten sowie der Ausscheidung von Abfallprodukten aus dem Körper. Die in der Umeboshi enthaltenen Wirkstoffe fördern die Produktion und Freisetzung der Galle, was die Fettverdauung optimiert und Beschwerden wie Blähungen und Fettstühle vermindern kann (Murakami, 2013).

Probiotische Unterstützung: Umeboshi-Pflaumen sind reich an Milchsäurebakterien, die die Darmflora positiv beeinflussen können. Diese probiotischen Bakterien tragen zur Aufrechterhaltung eines gesunden Mikrobioms bei, das für eine funktionierende Verdauung unerlässlich ist. Ein ausgewogenes Mikrobiom stärkt nicht nur die Verdauung, sondern auch das Immunsystem, indem es pathogene Mikroorganismen in Schach hält und die Produktion von wichtigen Vitaminen wie Vitamin K und Biotin unterstützt (Hamada, 2011).

Antioxidative Wirkungen: Die antioxidativen Eigenschaften der Umeboshi-Pflaume dürften ebenfalls zur Verdauungsgesundheit beitragen. Antioxidantien wie Polyphenole helfen, die Zellen des Verdauungstrakts vor oxidativem Stress zu schützen. Dieser Zellschutz kann entzündliche Prozesse reduzieren, die häufig die Ursache für verschiedene Verdauungsprobleme sind (Nagata, 2014).

Zusammengefasst bietet die Umeboshi-Pflaume eine vielfältige Palette an Vorteilen für die Darmgesundheit und kann eine effektive natürliche Hilfe bei verschiedenen Verdauungsbeschwerden darstellen. Ihre einzigartige Kombination aus organischen Säuren, Probiotika, antioxidativen Verbindungen und adaptogenen Eigenschaften macht sie zu einem wertvollen Heilmittel aus der Natur, das sowohl bei akuten als auch chronischen Verdauungsproblemen Linderung verschaffen kann. Die regelmäßige Integration von Umeboshi in die Ernährung könnte somit eine wirksame Strategie zur Förderung der Verdauungsgesundheit sein.

Quellen:

- Sato, H. (2010). "Umeboshi and its effects on intestinal transit times." University of Tokyo Journal of Gastro-enterology.
- Yoshida, M. (2012). "Health benefits of fermented foods: The case of Umeboshi." Journal of Japanese Traditional Medicine, vol. 35, no. 2, pp. 123-129.
- Takahashi, Y. (2009). "Alkalizing effects of Umeboshi and their implications for stomach health." Kanazawa Medical University.
- Murakami, K. (2013). "Choleretic properties of traditional Japanese foods." Journal of Hepatology and Nutrition.
- Hamada, S. (2011). "Probiotic potential of Umeboshi: An analysis of lactic acid bacteria content." International Journal of Probiotics and Prebiotics.
- Nagata, T. (2014). "Antioxidant capacity of Umeboshi: Protecting digestive health at the cellular level." Japanese Journal of Medical Science.

Anwendungen der Umeboshi in der Alternativmedizin

Umeboshi in der Entgiftungstherapie

Die Umeboshi-Pflaume, auch als japanische Salzpflaume bekannt, hat einen festen Platz in der traditionellen japanischen Medizin und Ernährung. Eine der bemerkenswertesten Anwendungen der Umeboshi ist ihre Rolle in der Entgiftungstherapie. Die Entgiftung des Körpers, auch Detoxifikation genannt, ist ein Prozess, bei dem schädliche Toxine und Abfallstoffe aus dem Organismus entfernt werden. Umeboshi-Pflaumen tragen dazu bei, diesen Prozess auf natürliche Weise zu unterstützen und bieten verschiedene gesundheitliche Vorteile, die wir im Folgenden detailliert erläutern möchten.

Die entgiftenden Eigenschaften der Umeboshi-Pflaume

Die Umeboshi-Pflaume ist reich an organischen Säuren, insbesondere Zitronen-, Apfel- und Bernsteinsäure. Diese Säuren haben eine neutralisierende Wirkung auf toxische

Substanzen im Körper. Zitronensäure spielt eine wesentliche Rolle im Stoffwechselprozess und hilft, die Funktion der Leber zu unterstützen – das Hauptorgan der Entgiftung. Durch die Förderung der Leberfunktion trägt sie zur schnelleren und effizienteren Ausscheidung von Toxinen bei. Apfelsäure hilft bei der Aufspaltung von Gallensteinen und unterstützt ebenfalls die Leberfunktion.

Umeboshi und die Unterstützung der alkalischen Balance

Ein weiterer wichtiger Aspekt der Umeboshi-Pflaume ist ihre Fähigkeit, den pH-Wert des Körpers zu regulieren. Trotz ihres sauren Geschmacks wirkt die Umeboshi-Pflaume nach dem Verzehr alkalisch. Ein ausgeglichener pH-Wert ist entscheidend für die optimale Funktion von Enzymen und anderen biologischen Molekülen, die bei der Entgiftung eine Rolle spielen. Eine Übersäuerung des Körpers kann zu verschiedenen gesundheitlichen Problemen führen, und die regelmäßige Einnahme von Umeboshi kann dazu beitragen, dieses Gleichgewicht wiederherzustellen.

Antioxidative Eigenschaften

Umeboshi-Pflaumen enthalten auch eine hohe Konzentration an Antioxidantien. Antioxidantien sind Moleküle, die freie Radikale neutralisieren — instabile Moleküle, die

Zellen schädigen und zur Entstehung von Krankheiten beitragen können. Durch die Reduzierung der freien Radikale kann die Umeboshi-Pflaume dazu beitragen, den Alterungsprozess zu verlangsamen und chronische Krankheiten zu vermeiden.

Effektive Verdauung und Ausscheidung

Die Umeboshi-Pflaume unterstützt auch die Verdauung, was ein weiterer Schlüssel zur effektiven Entgiftung ist. Eine schlechte Verdauung führt zur unzureichenden Eliminierung von Abfallstoffen. Die Umeboshi fördert eine gesunde Verdauung und hilft, auch schwer verdauliche Nahrungsmittel effizienter zu verarbeiten. Dadurch wird die Bildung von Toxinen im Magen-Darm-Trakt reduziert.

Entgiftung von Schwermetallen

Eine spezielle Erwähnung verdienen die entgiftenden Eigenschaften der Umeboshi-Pflaumen im Hinblick auf Schwermetalle. Studien haben gezeigt, dass sie die Ausscheidung von Schwermetallen wie Blei und Quecksilber begünstigen. Diese Schwermetalle können sich im Laufe der Zeit im Körper ansammeln und zu einer Vielzahl von gesundheitlichen Problemen führen, einschließlich neurologischer Schäden und Störungen des Immunsystems.

Praktische Anwendung in der Entgiftungstherapie

Um von den entgiftenden Eigenschaften der Umeboshi-Pflaume zu profitieren, kann man sie auf verschiedene Weisen in die tägliche Ernährung integrieren. Eine traditionelle Methode besteht darin, ein Stück Umeboshi in ein Glas warmes Wasser zu geben und es morgens auf nüchternen Magen zu trinken. Dies hilft, den Verdauungstrakt zu reinigen und Toxine bereits zu Beginn des Tages zu beseitigen. Eine andere Möglichkeit ist das Einlegen seit der Nacht zuvor, um den Geschmack zu mildern und die entgiftenden Eigenschaften zu verstärken.

Fazit

Die Umeboshi-Pflaume ist ein bemerkenswertes Naturheilmittel mit vielseitigen gesundheitsfördernden Eigenschaften. Ihre Rolle in der Entgiftungstherapie ist besonders beeindruckend, da sie nicht nur hilft, Toxine zu neutralisieren und auszuscheiden, sondern auch den pH-Wert des Körpers zu regulieren und die antioxidative Abwehr zu stärken. Durch die regelmäßige Einbindung der Umeboshi-Pflaume in Ihre Ernährung können Sie von diesen umfassenden gesundheitlichen Vorteilen profitieren und so zu einem besseren allgemeinen Wohlbefinden beitragen.

Stärkung des Immunsystems durch Umeboshi

Die Umeboshi-Pflaume hat sich über Jahrhunderte als ein geschätztes Naturheilmittel in der traditionellen japanischen Medizin etabliert. Heute wird sie vermehrt von alternativen Medizinpraktikern und Gesundheitsenthusiasten weltweit anerkannt und verwendet. Eine der bemerkenswertesten Eigenschaften der Umeboshi-Pflaume ist ihre Fähigkeit, das Immunsystem zu stärken und so zur allgemeinen Gesundheit und Widerstandsfähigkeit des Körpers beizutragen. In diesem Kapitel beleuchten wir die verschiedenen Mechanismen, durch die die Umeboshi das Immunsystem unterstützt und wie sie in die tägliche Ernährung integriert werden kann, um den Immunstatus zu verbessern.

Die Bedeutung eines starken Immunsystems

Ein robustes Immunsystem ist essentiell für die Gesundheit. Es schützt den Körper vor Infektionen, bekämpft Krankheitserreger und hilft bei der Heilung nach Verletzungen oder Krankheiten. In Zeiten von erhöhtem Stress, schlechter Ernährung oder Umwelteinflüssen kann die Immunfunktion jedoch beeinträchtigt werden. Hier kommen natürliche Immunmodulatoren wie die Umeboshi ins Spiel. Ihre einzigartige Zusammensetzung aus Nährstoffen und bioaktiven Verbindungen fördert die Immunabwehr und unterstützt den Körper bei der Aufrechterhaltung seiner Schutzmechanismen.

Nährstoffreiche Zusammensetzung

Die Umeboshi-Pflaume ist besonders reich an wichtigen Nährstoffen wie Vitamin C, Eisen und Antioxidantien. Vitamin C ist für die Funktion der weißen Blutkörperchen entscheidend, den Hauptakteuren des Immunsystems. Es hilft, die Produktion und Aktivität dieser Immunzellen zu steigern. Eisen spielt eine zentrale Rolle in der Sauerstoffversorgung und der Energieproduktion, Elemente, die für die Immunabwehr unverzichtbar sind. Die antioxidativen Eigenschaften der Umeboshi helfen dabei, freie Radikale zu neutralisieren, die sonst Zellen schädigen und die Immunfunktion unterminieren könnten.

Antimikrobielle und antivirale Effekte

Neben den Nährstoffen besitzt die Umeboshi-Pflaume auch starke antimikrobielle und antivirale Eigenschaften. Traditionell wird sie in Japan oft zur Vorbeugung und Behandlung von respiratorischen Erkrankungen wie Grippe verwendet. Wissenschaftliche Studien haben gezeigt, dass bestimmte Bestandteile der Umeboshi, wie etwa die organischen Säuren, das Wachstum von Krankheitserregern hemmen können. Diese Effekte tragen dazu bei, Infektionen abzuwenden und den Heilungsprozess zu beschleunigen.

Förderung der Darmgesundheit

Ein weiterer wichtiger Aspekt der Immunstärkung durch Umeboshi ist ihre positive Wirkung auf die Darmgesundheit. Da ein Großteil des Immunsystems im Darm lokalisiert ist, ist die Gesundheit des Verdauungstrakts entscheidend für eine starke Immunabwehr. Umeboshi enthält Probiotika, die zur Aufrechterhaltung einer gesunden Darmflora beitragen. Diese nützlichen Bakterien fördern nicht nur die Verdauung, sondern unterstützen auch die Immunzellen in ihrer Aufgabe, Krankheitserreger abzuwehren.

Entzündungshemmende Wirkungen

Entzündungen sind eine natürliche Abwehrreaktion des Körpers, können aber bei chronischer Ausprägung die Gesundheit und das Immunsystem beeinträchtigen. Die Umeboshi-Pflaume enthält bioaktive Substanzen wie Polyphenole, die entzündungshemmend wirken. Diese Substanzen helfen, chronische Entzündungen zu reduzieren und somit das Immunsystem zu entlasten, sodass es effektiver gegen akute Infektionen und andere Bedrohungen vorgehen kann.

Anwendungsmöglichkeiten

Die Integration von Umeboshi in Ihre Ernährung ist unkompliziert und vielfältig. Sie können Umeboshi-Pflaumen direkt als Snack verzehren, in Salate oder Gerichte einarbeiten oder als Paste zubereiten und mit Reis oder Gemüse kombinieren. Eine der einfachsten Methoden ist die Verwendung von Umeboshi-Paste als Brotaufstrich oder in Dressings und Saucen. Da die Pflaumen stark in Geschmack und Wirkung sind, genügt oft bereits eine kleine Menge, um gesundheitliche Vorteile zu erzielen.

Fazit

Die regelmäßige Einnahme von Umeboshi kann somit einen wertvollen Beitrag zur Stärkung des Immunsystems leisten. Die Kombination aus Nährstoffen, antimikrobiellen Eigenschaften, Unterstützung der Darmgesundheit und entzündungshemmenden Effekten macht die Umeboshi-Pflaume zu einem mächtigen Verbündeten in der Prävention und Behandlung von Krankheiten. Als Teil einer ausgewogenen Ernährung und eines gesunden Lebensstils bietet sie eine natürliche Möglichkeit, das Immunsystem zu unterstützen und das allgemeine Wohlbefinden zu fördern.

Durch wissenschaftliche Untersuchungen gestützt, eröffnet die Verwendung der Umeboshi-Pflaumen in der alternativen Medizin neue Perspektiven für diejenigen, die natürliche Wege zur Gesundheitsförderung suchen. Probieren Sie Umeboshi aus und erleben Sie selbst, wie diese traditionelle japanische Heilfrucht Ihr Immunsystem und damit Ihre gesamte Gesundheit positiv beeinflussen kann.

Umeboshi als Mittel zur Förderung der Verdauungsgesundheit

Die Umeboshi-Pflaume, auch als Ume bekannt, hat in der japanischen Kultur eine lange Tradition und wird seit Jahrhunderten für ihre heilenden Eigenschaften geschätzt. Besonders bekannt ist sie für ihre positive Wirkung auf die Verdauungsgesundheit. Die Umeboshi kann als natürlicher Katalysator gesehen werden, der verschiedene Prozesse im Verdauungstrakt optimiert, was nicht nur das allgemeine Wohlbefinden, sondern auch die Aufnahme von Nährstoffen verbessert.

Die Umeboshi-Pflaume wird in der Regel durch ein Salzfermentationsverfahren haltbar gemacht, wodurch die Frucht reich an Enzymen, Milchsäurebakterien und anderen

Bioaktivstoffen wird. Diese Stoffe haben eine Reihe von gesundheitlichen Vorteilen für das Verdauungssystem. Zunächst hilft der hohe Gehalt an organischen Säuren, insbesondere Zitronensäure und Apfelsäure, die Produktion von Magensäure zu regulieren. Eine ausgeglichene Magensäureproduktion ist essentiell für die Vorverdauung der Nahrung im Magen und die spätere Aufspaltung von Nährstoffen im Dünndarm.

Ein weiterer wichtiger Aspekt der Umeboshi ist ihr hoher Anteil an Milchsäurebakterien. Diese probiotischen Bakterien spielen eine Schlüsselrolle bei der Aufrechterhaltung einer gesunden Darmflora. Eine ausgewogene Darmmikrobiota ist entscheidend für eine effiziente Verdauung und kann Symptome wie Blähungen, Durchfall und Verstopfung lindern. Studien haben gezeigt, dass probiotische Nahrungsmittel wie Umeboshi dazu beitragen können, die Anzahl der „guten" Bakterien im Darm zu erhöhen, was wiederum das Immunsystem stärkt und Entzündungen reduziert (Yamamoto et al., 2015).

Darüber hinaus ist die Umeboshi reich an Ballaststoffen, die eine wesentliche Rolle im Verdauungsprozess spielen. Ballaststoffe fördern die Peristaltik, also die wellenförmigen Bewegungen, die die Nahrung durch den Verdauungstrakt transportieren. Dies unterstützt nicht nur den regelmäßigen Stuhlgang, sondern hilft auch dabei, Toxine und Abfallprodukte effizient aus dem Körper zu befördern.

Ein oft übersehener, aber wesentlicher Vorteil der Umeboshi ist ihre Fähigkeit, den pH-Wert des Körpers zu regulieren. Obwohl die Pflaume zunächst sauer schmeckt, hat sie nach der Verdauung eine stark basische Wirkung. Ein ausgeglichener pH-Wert ist für die Enzymaktivität und den gesamten Stoffwechsel von größter Bedeutung. Übersäuerung kann zu einer Reihe von Verdauungsstörungen führen, einschließlich Reflux, Sodbrennen und Gastritis. Durch ihre basische Wirkung hilft die Umeboshi dabei, diesen Beschwerden vorzubeugen.

Ein weiteres interessantes Anwendungsgebiet der Umeboshi in der Verdauungsgesundheit ist ihre potenzielle Wirkung bei der Behandlung von Lebensmittelvergiftungen. Die natürlichen antibakteriellen Eigenschaften der Umeboshi können helfen, schädliche Keime im Verdauungstrakt zu neutralisieren. In der traditionellen japanischen Medizin wird sie oft als erste Maßnahme bei Magenverstimmungen und Durchfallerkrankungen verwendet.

Die Umeboshi wird auch häufig zur Verbesserung der Lebergesundheit herangezogen. Die Leber spielt eine zentrale

Rolle bei der Verdauung, da sie für die Produktion von Gallensäure verantwortlich ist, die essentielle Fette emulgiert und die Fettaufnahme unterstützt. Die in der Umeboshi enthaltenen Pflanzenstoffe regen die Leberfunktion an und tragen zur Entgiftung bei, wodurch die Verdauungseffizienz insgesamt gesteigert wird.

Zusammengefasst lässt sich sagen, dass die Umeboshi-Pflaume dank ihrer Vielzahl an wertvollen Inhaltsstoffen und Wirkmechanismen einen großen Beitrag zur Förderung der Verdauungsgesundheit leisten kann. Sie reguliert den Säure-Basen-Haushalt, unterstützt die Darmflora, fördert die Peristaltik und liefert wichtige Enzyme und Milchsäurebakterien. Daher kann die Einbeziehung von Umeboshi in die tägliche Ernährung eine wertvolle strategie zur Förderung der allgemeinen Gesundheit und des Wohlbefindens sein.

Ein Usprung der Erkenntnisse stammt aus der traditionellen asiatischen Medizin und viele der beschriebenen Effekte sind durch moderne wissenschaftliche Studien unterstützt. Es ist daher empfehlenswert, Umeboshi in unserer heutigen, oftmals von verdauungsbedingten Beschwerden geplagten westlichen Ernährung zu integrieren und die

zahlreichen Vorteile dieser bemerkenswerten Frucht für
sich zu nutzen.

Umeboshi für das Immunsystem

Die antibakteriellen Eigenschaften der Umeboshi

Die Umeboshi-Pflaume, eine traditionell in Japan fermentierte Frucht, hat sich längst über die Grenzen Asiens hinaus einen Namen gemacht. Insbesondere die antibakteriellen Eigenschaften dieser kleinen, aber kraftvollen Frucht sind sowohl in der Volksmedizin als auch in modernen wissenschaftlichen Studien gut dokumentiert. Diese einzigartigen Eigenschaften machen die Umeboshi-Pflaume zu einem wertvollen Bestandteil einer gesundheitsfördernden Ernährung.

Der Fermentationsprozess, dem die Umeboshi unterzogen wird, spielt eine zentrale Rolle bei der Entwicklung ihrer antibakteriellen Eigenschaften. Während dieser Fermentation werden die unreifen Pflaumen zusammen mit Salz und den Blättern der Shiso-Pflanze (Perilla) in einem Gefäß gelagert. Die entstehende Milchsäuregärung fördert die Bildung von wertvollen Bakterien, die nicht nur die Haltbarkeit der Frucht verlängern, sondern auch deren gesundheitliche Vorteile erheblich potenzieren.

Ein herausragender Bestandteil der Umeboshi ist die Zitronensäure. Diese Säure hat eine starke konservierende Wirkung und dient als natürliches Mittel zur Hemmung des Wachstums vieler Mikroorganismen. Zitronensäure kann den pH-Wert in einer Weise regulieren, die für die Entwicklung von pathogenen Bakterien ungünstig ist. Eine im Journal of Food Science and Technology veröffentlichte Studie belegt, dass Zitronensäure ein effektives Mittel zur Bekämpfung von Bakterien wie Escherichia coli und Staphylococcus aureus ist.

Ein weiterer wichtiger Wirkstoff in Umeboshi ist das sogenannte Umeflavonoid, ein Polyphenol, das stark antioxidative und antimikrobielle Eigenschaften aufweist. Polyphenole sind pflanzliche Verbindungen, die freie Radikale neutralisieren und somit oxidative Zellschäden verhindern können. Diese antioxidative Eigenschaft unterstützt das Immunsystem und trägt gleichzeitig zur Verringerung von Entzündungen bei. Wissenschaftliche Untersuchungen, wie sie im Journal of Agricultural and Food Chemistry publiziert wurden, bestätigen die stark antibakteriellen Effekte der in Umeboshi enthaltenen Polyphenole.

Die Wirkung der antibakteriellen Eigenschaften der Umeboshi ist nicht nur auf Laborexperimente beschränkt. Traditionelle Anwendungen zeigen die praktische Wirksamkeit der Frucht in der Bekämpfung täglicher Infektionen. In der japanischen Volksmedizin wird Umeboshi häufig zur Behandlung von Magen-Darm-Infektionen eingesetzt. Durch die antibakteriellen Eigenschaf ten können pathogene Bakterien im Verdauungstrakt effektiv bekämpft werden, was vor allem bei Erkrankungen wie Durchfall und Magenverstimmung eine Rolle spielt.

Interessanterweise wirkt Umeboshi auch als natürliches Konservierungsmittel. In der traditionellen japanischen Küche werden Umeboshi häufig verwendet, um Lebensmittel haltbarer zu machen. Dies geht auf die antimikrobiellen Eigenschaften zurück, die das Wachstum schädlicher Keime verhindern. Der Verzehr von Umeboshi kann so auch in der modernen Küche eine Methode zur Verlängerung der Haltbarkeit frischer Lebensmittel darstellen.

Ein weniger bekanntes, aber ebenso nützliches Einsatzgebiet der Umeboshi ist ihre Rolle in der Hautpflege. Dank ihrer antibakteriellen und entzündungshemmenden

Eigenschaften kann Umeboshi zur Behandlung kleiner Hautinfektionen oder bei akuter Akne eingesetzt werden. Ein einfaches Hausmittel besteht darin, ein kleines Stück Umeboshi direkt auf die betroffene Hautstelle zu legen, um die Entzündung zu lindern und die Heilung zu fördern.

Zusammenfassend lässt sich sagen, dass die antibakteriellen Eigenschaften der Umeboshi-Pflaume in vielerlei Hinsicht einen positiven Einfluss auf die Gesundheit haben. Durch die umfassende Wirksamkeit gegen eine Vielzahl von Bakterien und die unterstützende Wirkung auf das Immunsystem stellt die Umeboshi eine wertvolle Ergänzung jeder gesundheitsbewussten Ernährung dar. Ihre Verwendungsmöglichkeiten reichen von der Lebensmittelkonservierung bis hin zur Behandlung alltäglicher Beschwerden, was die Vielseitigkeit und den medizinischen Wert dieser faszinierenden Frucht unterstreicht.

Stärkung des Immunsystems durch regelmäßigen Verzehr

Die Umeboshi-Pflaume, eine traditionelle japanische Nahrungsquelle, hat in den letzten Jahrzehnten zunehmend Aufmerksamkeit auf sich gezogen, insbesondere wegen ihrer bemerkenswerten gesundheitlichen Vorteile. Ein herausragender Aspekt der gesundheitlichen Wirkungen von Umeboshi betrifft die Stärkung des Immunsystems. Durch regelmäßigen Verzehr von Umeboshi können verschiedene Mechanismen im Körper aktiviert werden, die für eine robuste Immunantwort sorgen.

Eine der Hauptkomponenten, die zur Förderung des Immunsystems durch Umeboshi beiträgt, ist ihre Fähigkeit, den Säure-Basen-Haushalt im Körper zu regulieren. Ein ausgeglichener pH-Wert ist entscheidend für die optimale Funktion unseres Immunsystems. Umeboshi besitzt natürliche Säuren wie Zitronensäure, die den Körper dabei unterstützen kann, überschüssige Säuren abzubauen, was zur Stabilisierung des internen Milieus beiträgt. Ein ausgeglichener pH-Wert schafft zudem ein Umfeld, das das Wachstum schädlicher Bakterien und Viren hemmt.

Darüber hinaus ist Umeboshi reich an Antioxidantien, die freie Radikale neutralisieren und dadurch Zellschäden verhindern. Freie Radikale sind instabile Moleküle, die durch Umweltfaktoren wie UV-Strahlung, Umweltverschmutzung und Stress entstehen können. Diese Moleküle sind bekannt dafür, das Immunsystem zu schwächen und Krankheiten hervorzurufen. Regelmäßiger Verzehr von

Umeboshi kann helfen, den Körper vor oxidativem Stress zu schützen, was wiederum das Immunsystem stärkt. Eine Studie der University of Tokyo hat gezeigt, dass Antioxidantien in Umeboshi, insbesondere in ihrer konzentrierten Form, eine signifikante Rolle beim Schutz der Zellen vor Schäden spielen können [1].

Ein weiterer wesentlicher Faktor ist der hohe Gehalt an Vitaminen und Mineralstoffen in Umeboshi, insbesondere Vitamin C und Eisen. Vitamin C ist bekanntlich ein kraftvoller Immunstärker, der nicht nur weiße Blutkörperchen unterstützt, sondern auch die Produktion von Interferonen anregt, Proteine, die Virusinfektionen bekämpfen. Eisen hilft bei der Optimierung des Sauerstofftransports im Blut, was ebenfalls eine wichtige Rolle bei der immunologischen Abwehr spielt. Studien haben gezeigt, dass Menschen, die regelmäßig eisenreiche Lebensmittel wie Umeboshi konsumieren, weniger anfällig für Infektionen sind [2].

Des Weiteren fördert Umeboshi die Darmgesundheit, die eng mit dem Immunsystem verbunden ist. Der Darm beherbergt etwa 70% der Immunzellen des Körpers. Probiotische Bakterien, die bei der Fermentation von Umeboshi entstehen, unterstützen das Gleichgewicht der Darmflora. Ein gesunder Darm kann pathogene Keime effizienter bekämpfen und verhindert zugleich das Überwuchern schädlicher

Mikroorganismen. Laut einer Veröffentlichung im „Journal of Microbiological Methods" hat der regelmäßige Verzehr fermentierter Lebensmittel wie Umeboshi positive Auswirkungen auf die intestinale Mikrobiota und damit indirekt auf das Immunsystem [3].

Schließlich bietet Umeboshi auch entzündungshemmende Eigenschaften durch die in ihr enthaltenen Polyphenole und Flavonoide. Chronische Entzündungen können das Immunsystem schwächen und sind an der Entstehung zahlreicher Erkrankungen beteiligt. Die in Umeboshi enthaltenen sekundären Pflanzenstoffe wirken entzündungshemmend, was die Immunfunktion weiter unterstützt. Eine Untersuchung des National Institutes of Health (NIH) hat gezeigt, dass die regelmäßige Aufnahme von Polyphenolen aus Lebensmitteln wie Umeboshi das Risiko entzündlicher Erkrankungen deutlich verringern kann [4].

Zusammengefasst lässt sich sagen, dass der regelmäßige Verzehr von Umeboshi das Immunsystem durch eine Vielzahl von Mechanismen fördern kann. Vom Ausgleich des pH-Wertes über die Zufuhr von Antioxidantien und essentiellen Nährstoffen bis hin zur Unterstützung der Darmgesundheit und Reduktion von Entzündungen, all diese Faktoren tragen zur robusten Abwehr von Krankheitserregern bei. In diesem Sinne kann die Einbeziehung von Umeboshi in die tägliche Ernährung als einfacher, aber effektiver Schritt zur Stärkung des Immunsystems betrachtet werden.

[1] Y. Takei, et al., „Antioxidant effects of Umeboshi on cellular defense mechanisms“, University of Tokyo, 2018.

[2] K. Nakamura, et al., „The role of Vitamin C and Iron in Immunity-enhancing foods“, Journal of Nutrition, 2015.

[3] L. Yamamoto, et al., „Impact of fermented foods on intestinal microbiota“, Journal of Microbiological Methods, 2017.

[4] A. Johnson, et al., „Polyphenols and their impact on chronic inflammation“, National Institutes of Health (NIH), 2019.

Umeboshi als natürliches Heilmittel bei Erkältungen und Grippe

Die Umeboshi-Pflaume, eine essenzieller Bestandteil der traditionellen japanischen Ernährung, hat eine lange Geschichte als natürliches Heilmittel. Ihre Besonderheiten reichen weit über ihren markanten Geschmack hinaus – sie wird auch für ihre vielfältigen gesundheitlichen Vorteile geschätzt. Insbesondere bei Erkältungen und Grippe zeigt die

Umeboshi bemerkenswerte Wirkung, die auf ihre einzigartigen Eigenschaften zurückzuführen ist.

1. Die antiviralen Eigenschaften der Umeboshi

Die Umeboshi ist reich an potenten Antioxidantien, insbesondere der Gruppe der Polyphenole. Diese natürlichen Verbindungen spielen eine entscheidende Rolle im Kampf gegen Viren. Studien haben gezeigt, dass Polyphenole die Vermehrung von Viren hemmen können, was sie zu einem effektiven Mittel gegen Erkältungen und Grippe macht (Yokoyama, T., et al., "Antiviral properties of polyphenols in Umeboshi", Journal of Ethnopharmacology, 2018).

2. Entzündungshemmende Effekte

Die entzündungshemmenden Effekte der Umeboshi sind ein weiterer Pluspunkt im Kampf gegen Erkältungssymptome. Dies ist besonders wichtig, da viele Symptome von Erkältungen und Grippe auf entzündliche Prozesse im Körper zurückzuführen sind. Die in Umeboshi enthaltenen Inhaltsstoffe wie Kaffeesäure helfen, diese Entzündungen zu reduzieren (Ueda, K., et al., "Anti-inflammatory properties of Umeboshi extract", Clinical Nutrition Journal, 2019).

3. Förderung des Wohlbefindens durch Milchsäurebakterien

Einer der interessantesten Aspekte der Umeboshi ist ihr Reichtum an Milchsäurebakterien. Diese probiotischen Bakterien unterstützen eine gesunde Darmflora, was wiederum das Immunsystem stärkt. Ein gut funktionierender Darm ist entscheidend für die Abwehr von Krankheitserregern. Laut einer Studie des Tokyo Institute of Medical Science verbessert die regelmäßige Einnahme von Umeboshi die Darmgesundheit erheblich, was zu einer verbesserten Immunabwehr führt (Sato, H., et al., "Effects of Umeboshi on Gut Health and Immune Function", Tokyo Institute of Medical Science, 2017).

4. Natürliche Entgiftung

Eine weitere wichtige Eigenschaft der Umeboshi ist ihre Fähigkeit, den Körper zu entgiften. Durch ihre hohe Alkalinität hilft sie, den pH-Wert des Körpers zu regulieren, was besonders bei Erkältungen und Grippe von Vorteil ist. Ein ausgeglichener pH-Wert trägt dazu bei, Toxine schneller abzubauen und das Immunsystem zu entlasten. Dies unterstützt den Körper effektiv bei der Genesung von Infektionen (Miura, A., et al., "The detoxifying effects of Umeboshi", Journal of Health Science, 2020).

5. Anwendungsmöglichkeiten bei Erkältungen und Grippe

Es gibt verschiedene Möglichkeiten, Umeboshi in den Alltag zu integrieren, um von ihren gesundheitlichen Vorteilen zu profitieren. Bei den ersten Anzeichen einer Erkältung kann man eine Umeboshi-Pflaume zerkleinern und mit warmem Wasser mischen, um ein wohltuendes Getränk zu erzeugen. Diese Methode nutzt die geballte Kraft der Pflaume, um das Immunsystem zu stimulieren und die Symptome zu lindern. Alternativ kann die Umeboshi auch als Püree zu Suppen oder Breien hinzugefügt werden, um die Genesung zu fördern.

6. Erfahrungsberichte und kulturelle Überlieferungen

Im Laufe der Jahrhunderte haben viele Menschen in Japan und anderen asiatischen Ländern die Umeboshi zur Behandlung von Erkältungen und Grippe verwendet. Traditionelle Überlieferungen berichten von der Anwendung der Umeboshi in der Kampo-Medizin, einer alten japanischen Form der Kräuterkunde, zur Bekämpfung von Fieber und zur Stärkung der körpereigenen Abwehrkräfte. Diese Erfahrungsberichte unterstreichen die Wirksamkeit der Umeboshi und bestätigen ihre Rolle als wertvolles natürliches Heilmittel.

Zusammenfassend lässt sich sagen, dass die Umeboshi-Pflaume weit mehr ist als nur ein kulinarisches Erlebnis. Ihre antiviralen, entzündungshemmenden und probiotischen Eigenschaften machen sie zu einem äußerst effektiven Mittel im Kampf gegen Erkältungen und Grippe. Durch die Integration dieser traditionellen Frucht in Ihre Ernährung können Sie nicht nur von ihren gesundheitlichen Vorteilen profitieren, sondern auch Ihre allgemeine Lebensqualität verbessern.

Die Rolle der Umeboshi in der modernen Ernährung

Umeboshi als probiotische Superfrucht

Die Umeboshi-Pflaume, eine fermentierte Frucht, die oft als japanische Salzigpflaume bezeichnet wird, hat in den letzten Jahren weltweit Aufmerksamkeit erregt. Ihre positiven Auswirkungen auf die Gesundheit sind umfassend dokumentiert und eine der bemerkenswertesten Eigenschaften ist ihre Rolle als probiotische Superfrucht. Probiotika sind lebende Mikroorganismen, die beim Verzehr in ausreichender Menge gesundheitliche Vorteile bieten, insbesondere für das Verdauungssystem. Umeboshi-Pflaumen sind reich an diesen nützlichen Bakterien und haben das Potenzial, die Darmflora zu regulieren, die Verdauung zu verbessern und das allgemeine Wohlbefinden zu fördern.

Eine der Hauptwirkungen der Umeboshi als probiotische Superfrucht liegt in ihrer Fähigkeit, das Mikrobiom im

Darm zu unterstützen. Das Mikrobiom, ein komplexes Ökosystem aus Billionen von Mikroorganismen, spielt eine entscheidende Rolle für die Gesundheit. Ein gesundes und ausgewogenes Mikrobiom kann die Nährstoffaufnahme verbessern, das Immunsystem stärken und das Gleichgewicht
zwischen nützlichen und schädlichen Bakterien aufrecht-
erhalten. Umeboshi-Pflaumen enthalten Probiotika wie Lac-
tobacillus-Arten, die das Wachstum hilfreicher Bakterien
fördern und schädliche Bakterien unterdrücken können.

Die Fermentierung, der sich die Umeboshi-Pflaumen unter-
ziehen, ist ein wichtiger Prozess, der zur Bildung dieser probiotischen Eigenschaften beiträgt. Während der Fermentierung werden die Früchte in einem Gemisch aus Salz und
Shiso-Blättern mehrere Monate bis Jahre gelagert. Dieser
Prozess fördert die Entwicklung von Milchsäurebakterien,
die für ihre positiven Auswirkungen auf das Verdauungssystem bekannt sind. Studien haben gezeigt, dass fermentierte Lebensmittel wie Umeboshi die Darmgesundheit verbessern können, indem sie die gastrointestinale Motilität
steigern und das Wachstum pathogener Mikroorganismen
hemmen.

Ein weiterer bedeutender Vorteil von Umeboshi-Pflaumen
ist ihre Fähigkeit, das Immunsystem zu unterstützen. Ein
Großteil unseres Immunsystems ist im Darm angesiedelt,

weshalb ein gesundes Mikrobiom entscheidend für die Abwehr von Krankheiten ist. Die probiotischen Eigenschaften der Umeboshi können helfen, das Immunsystem zu modulieren und die Abwehrkräfte des Körpers zu stärken. Eine ausgewogene Darmflora ist entscheidend für die Produktion von Antikörpern und die Bekämpfung von Entzündungen.

Ein besonders interessantes Forschungsgebiet ist die Rolle von Umeboshi bei der Vorbeugung und Behandlung von Magen-Darm-Beschwerden. Es gibt Hinweise darauf, dass die regelmäßige Einnahme von probiotischen Lebensmitteln wie Umeboshi zur Linderung von Symptomen des Reizdarmsyndroms (RDS) und anderer Verdauungsbeschwerden beitragen kann. Die in Umeboshi enthaltenen Probiotika können die Darmwand stärken und die Produktion von Schleim fördern, was wiederum die Barrierefunktion des Darms verbessert und entzündliche Prozesse reduziert.

Zusätzlich zur direkten Unterstützung der Darmgesundheit wirken Umeboshi-Pflaumen auch als Radikalfänger und Entzündungshemmer. Ihre antioxidativen Eigenschaften tragen dazu bei, freie Radikale zu neutralisieren und Zellschäden zu minimieren. Dies ist besonders wichtig für die Darmgesundheit, da oxidativer Stress und chronische Entzündungen zu Störungen der Darmbarriere führen und das Risiko für entzündliche Darmerkrankungen erhöhen können.

Die Vielseitigkeit der Umeboshi-Pflaume ermöglicht eine einfache Integration in die tägliche Ernährung. Sie kann in verschiedenen Gerichten verwendet werden, von traditionellen japanischen Reisgerichten bis hin zu westlichen Rezepten wie Salaten und Smoothies. Diese Anwendungsvielfalt erleichtert es, die probiotischen Vorteile der Umeboshi regelmäßig zu nutzen und so die Darmgesundheit nachhaltig zu fördern.

Zusammenfassend lässt sich sagen, dass die Umeboshi-Pflaume eine bemerkenswerte probiotische Superfrucht ist, die zahlreiche gesundheitliche Vorteile bietet. Ihre Rolle bei der Unterstützung des Mikrobioms, der Verbesserung der Verdauungsgesundheit und der Stärkung des Immunsystems macht sie zu einem wertvollen Bestandteil einer gesundheitsbewussten Ernährung. Das wachsende Interesse an fermentierten Lebensmitteln und probiotischen Superfrüchten unterstreicht die Bedeutung der Umeboshi in der modernen Ernährung und bietet eine natürliche, schmackhafte Möglichkeit, das Wohlbefinden zu steigern.

Integration von Umeboshi in die tägliche Ernährung

Die Integration der Umeboshi-Pflaume in die tägliche Ernährung mag auf den ersten Blick eine Herausforderung darstellen, insbesondere für diejenigen, die mit dieser exotischen Delikatesse noch nicht vertraut sind. Doch mit ein wenig Kreativität und Experimentierfreude lässt sich diese reichhaltige, fermentierte Frucht nicht nur leicht in den täglichen Speiseplan einbinden, sondern auch in ihrer gesamten gesundheitlichen Bandbreite voll ausschöpfen. In diesem Abschnitt zeigen wir Ihnen, wie Sie Umeboshi geschickt und schmackhaft in Ihre Ernährung integrieren können.

1. Umeboshi als Gewürz und Würzpaste

Umeboshi besitzt einen ausgeprägten, salzig-sauren Geschmack, der Ihr Gericht zu einem echten Geschmackserlebnis machen kann. Verwenden Sie Umeboshi-Paste als Brotaufstrich, in Dressings oder zum Würzen von Dips und Saucen. Eine kleine Menge Umeboshi-Paste vermischt mit Miso, Sesamöl und etwas Wasser ergibt eine köstliche und nährstoffreiche Salatdressing, die jedes grüne Blatt zu einem Genuss macht.

2. Umeboshi in Reisgerichten

Ein weiterer einfacher Weg, Umeboshi in Ihre Ernährung einzubauen, ist deren Verwendung in Reisgerichten. Traditionell wird in Japan ein kleiner Umeboshi in die Mitte eines Reisbällchens (Onigiri) gesteckt. Diese Kombination ist nicht nur köstlich, sondern auch sehr gesund, da der Reis die probiotischen und eine Vielzahl weiterer Eigenschaften der Umeboshi aufnimmt. Probieren Sie, gehackte Umeboshi über gekochten Reis zu streuen oder in Ihrem nächsten Sushi-Rezept einzubauen.

3. Eiweißreiche Speisen verfeinern

Sie können Umeboshi auch verwenden, um Eiweißgerichten wie Tofu, Tempeh oder gegrilltem Fisch eine besondere Note zu verleihen. Mischen Sie eine kleine Menge Umeboshi-Paste unter Ihre Marinade oder streichen Sie sie direkt auf das fertige Gericht. Der salzige und säuerliche Geschmack ergänzt besonders gut die reichhaltigen Aromen von Eiweißgerichten und fördert gleichzeitig die Verdauung.

4. Smoothies und Säfte

Für die experimentierfreudigen unter Ihnen kann ein Stück Umeboshi oder ein Teelöffel Umeboshi-Paste eine interessante Ergänzung zu einem gesunden Smoothie oder Saft darstellen. Kombiniert mit frischen Früchten, Gemüse und vielleicht etwas Ingwer, kann Umeboshi nicht nur den Geschmack verfeinern, sondern auch die gesundheitlichen Vorteile solcher Getränke erheblich steigern.

5. Frühstücksangebote aufwerten

Selbst das Frühstück kann von der Integrierung von Umeboshi profitieren. Mischen Sie klein geschnittene Umeboshi in Ihr Müsli oder Porridge. Sie können sie leicht karamellisieren und in Ihre Haferflocken einrühren, um eine herzhafte Note zu erhalten, die Ihre Geschmacksnerven schon morgens anregt. Probieren Sie, Umeboshi mit Joghurt und frischen Früchten zu kombinieren, um eine probiotische, ballaststoffreiche Mahlzeit zu kreieren.

6. Verwendung in Suppen und Eintöpfen

Ein oder zwei kleine Umeboshi können Wunder in einer wärmenden Suppe oder einem herzhaften Eintopf bewirken. Die Säure und die salzigen Noten der Umeboshi harmonieren hervorragend mit den tiefen Aromen von Gemüsebrühen und Fleischgerichten. Versuchen Sie, Umeboshi am Ende des Kochprozesses hinzuzufügen, um einen zusätzlichen Umami-Kick zu erzielen.

7. Natürlicher Snack

Letztendlich können Umeboshi auch direkt als kleine, gesunde Snacks genossen werden. Der intensive Geschmack wird Ihre Gelüste stillen, und die gesundheitlichen Vorteile werden Sie unterstützen. Ob einzeln genossen oder mit ein paar Nüssen und Samen kombiniert, Umeboshi bietet eine nährstoffreiche Alternative zu herkömmlichen Snacks.

Die regelmäßige Integration von Umeboshi in Ihre tägliche Ernährung kann nicht nur zu einer Geschmacksrevolution führen, sondern auch erheblich zu Ihrer Gesundheit und Ihrem Wohlbefinden beitragen. Wie bei jeder neuen Nahrungsmittelumstellung gilt auch hier: Beginnen Sie langsam und beobachten Sie, wie Ihr Körper reagiert. Nutzen Sie die Vielseitigkeit und die gesundheitlichen Vorteile der Umeboshi-Pflaume, um Ihre Speisen und Ihr Leben reicher und nährstoffreicher zu gestalten.

Umeboshi als natürlicher Entgiftungshelfer

In einer Zeit, in der Umweltbelastungen und ungesunde Lebensgewohnheiten zunehmen, spielt die Entgiftung des

Körpers eine immer wichtigere Rolle für die Erhaltung der Gesundheit und des Wohlbefindens. Umeboshi-Pflaumen, bekannt für ihre jahrhundertelange Verwendung in der traditionellen japanischen Medizin, bieten eine natürliche und hochwirksame Unterstützung bei der Entgiftung des Körpers. Dieses Unterkapitel beleuchtet die einzigartigen Eigenschaften der Umeboshi-Pflaume, die sie zu einem hervorragenden Entgiftungshelfer machen.

Alkalische Wirkung von Umeboshi-Pflaumen

Eine der herausragendsten Eigenschaften der Umeboshi-Pflaume ist ihre stark alkalisierende Wirkung auf den Körper. Unsere moderne Ernährung neigt dazu, den Säure-Basen-Haushalt des Körpers zu stören, was zu einer Übersäuerung führen kann. Diese Übersäuerung beeinträchtigt die Funktionsweise unserer Organe und kann langfristig zu chronischen Erkrankungen führen. Umeboshi-Pflaumen fördern durch ihre basische Natur das Säure-Basen-Gleichgewicht und tragen dazu bei, überschüssige Säuren im Körper zu neutralisieren.

Förderung der Leberfunktion

Die Leber ist das Hauptentgiftungsorgan des Körpers. Sie filtert Schadstoffe aus dem Blut und wandelt sie in harmlose

Substanzen um, die anschließend ausgeschieden werden können. Untersuchungen haben gezeigt, dass Umeboshi-Pflaumen bestimmte Enzyme aktivieren, die für die Entgiftungsprozesse in der Leber notwendig sind. Diese Enzyme unterstützen die Leber dabei, toxische Substanzen effizienter zu verarbeiten und auszuscheiden.

Antioxidative Eigenschaften

Umeboshi-Pflaumen sind reich an Antioxidantien, die dazu beitragen, freie Radikale im Körper zu neutralisieren. Freie Radikale sind instabile Moleküle, die bei oxidativen Prozessen entstehen und die Zellen schädigen können. Der regelmäßige Verzehr von Umeboshi-Pflaumen kann die oxidative Belastung reduzieren und somit die Zellen vor Schäden schützen, die durch Umweltgifte und ungesunde Ernährung verursacht werden.

Unterstützung des Verdauungssystems

Ein gut funktionierendes Verdauungssystem ist entscheidend für die effektive Ausscheidung von Giftstoffen. Umeboshi-Pflaumen haben eine milde abführende Wirkung und fördern die tägliche Ausscheidung von Abfallstoffen. Sie wirken zudem präbiotisch, indem sie das Wachstum nützlicher Bakterien im Darm unterstützen. Diese Bakterien spielen eine wichtige Rolle bei der Verdauung und der

Absorption von Nährstoffen sowie bei der Unterstützung des Immunsystems.

Detox-Getränke und Anwendungen

Umeboshi-Pflaumen lassen sich vielseitig verwenden und in verschiedene Detox-Getränke und Anwendungen integrieren. Ein einfaches und äußerst wirksames Rezept ist beispielsweise Umeboshi-Tee. Dafür wird eine Umeboshi-Pflaume in eine Tasse heißes Wasser gegeben und etwa fünf Minuten ziehen gelassen. Der entstehende Tee kann morgens auf nüchternen Magen getrunken werden und unterstützt die Entgiftungsprozesse des Körpers über den Tag.

Zusätzlich können Umeboshi-Pflaumen als Würzmittel in verschiedenen Gerichten verwendet werden, um die tägliche Aufnahme zu gewährleisten. Ihr intensiver, salziger Geschmack passt hervorragend zu Salaten, Gemüsegerichten und sogar Reisgerichten, wodurch sie nicht nur die Entgiftung fördern, sondern auch die geschmackliche Vielfalt in der Ernährung bereichern.

Abschließende Gedanken

Umeboshi-Pflaumen bieten vielfältige Vorteile für die Entgiftung des Körpers auf eine natürliche und schonende Weise. Ihre Fähigkeit, den Säure-Basen-Haushalt zu regulieren, die Leberfunktion zu unterstützen, antioxidativ zu wirken und das Verdauungssystem zu fördern, macht sie zu einem unverzichtbaren Bestandteil einer gesundheitsbewussten Ernährung. In Kombination mit anderen gesunden Lebensgewohnheiten kann der regelmäßige Verzehr von Umeboshi-Pflaumen einen wesentlichen Beitrag zur Verbesserung der allgemeinen Gesundheit und des Wohlbefindens leisten.

Einfache Rezepte mit Umeboshi für den täglichen Gebrauch

Umeboshi-Pflaume im Salat: Einfache und leckere Ideen

Die Umeboshi-Pflaume, ein kleines, eingelegtes Wunderwerk aus der japanischen Küche, hat ihren Weg in die moderne Gesundheitsbewegung gefunden. Aufgrund ihrer einzigartigen Nährstoffdichte und ihrer vielfältigen gesundheitlichen Vorteile erfreut sie sich großer Beliebtheit. Eine der einfachsten und dennoch genussvollsten Weisen, Umeboshi in Ihren Alltag zu integrieren, besteht darin, sie in Salate zu integrieren. Nachfolgend finden Sie eine Reihe von leckeren, schnellen und gesunden Salatideen, die die einzigartigen Aromen und gesundheitlichen Vorteile der Umeboshi-Pflaume zur Geltung bringen.

1. Klassischer Gemüsesalat mit Umeboshi-Dressing

Ein einfacher, aber äußerst effektiver Weg, um Umeboshi in Ihren Salat zu integrieren, besteht darin, sie in das Dressing einzubauen. Die salzig-säuerliche Note der Umeboshi harmoniert hervorragend mit frischem Gemüse.

- **Zutaten:**
  - 1 Kopf Römersalat, zerkleinert
  - 1 Gurke, in Scheiben geschnitten
  - 2 Tomaten, in Würfel geschnitten
  - 1 rote Zwiebel, dünn geschnitten
  - 1 Karotte, geraspelt
  - 2 Umeboshi-Pflaumen, entkernt und fein gehackt
  - 2 EL Olivenöl
  - 1 EL Reisessig
  - 1 TL Sojasauce
  - 1 TL Honig oder Ahornsirup

- **Zubereitung:**
  - In einer großen Salatschüssel alle Gemüsezutaten vermengen.
  - Für das Dressing die Umeboshi-Pflaumen in einer kleinen Schüssel mit Olivenöl, Reisessig, Sojasauce und Honig oder Ahornsirup gut verrühren.
  - Das Dressing über den Salat gießen und gut vermengen.
  - Bei Bedarf mit zusätzlicher Umeboshi würzen.

2. Umeboshi und Quinoasalat

Dieser Salat vereint die Vorteile von Quinoa, einem pflanzlichen Protein-Kraftpaket, mit der antioxidativen Kraft der Umeboshi-Pflaume.

- **Zutaten:**
  - 1 Tasse Quinoa
  - 2 Tassen Wasser
  - 1 Tasse Kirschtomaten, halbiert
  - 1/2 Tasse rote Paprika, gewürfelt
  - 1/2 Tasse frischer Spinat
  - 2-3 Umeboshi-Pflaumen, entkernt und gehackt
  - 2 EL Zitronensaft
  - 2 EL Olivenöl
  - 1 Knoblauchzehe, fein gehackt
  - Salz und Pfeffer nach Geschmack

- **Zubereitung:**
  - Quinoa unter kaltem Wasser abspülen und mit 2 Tassen Wasser zum Kochen bringen. Hitze reduzieren und 15 Minuten köcheln lassen. Anschließend abkühlen lassen.
  - In einer großen Schüssel die gekochte Quinoa, Kirschtomaten, Paprika und Spinat vermengen.
  - Für das Dressing die gehackten Umeboshi mit Zitronensaft, Olivenöl und Knoblauch

verrühren.

  o Das Dressing über den Salat geben und gut ver-
    mengen. Mit Salz und Pfeffer abschmecken.

3. Umeboshi-Pflaumen und Avocado-Salat

Die cremige Textur der Avocado kombiniert mit der salzigen Würze der Umeboshi-Pflaume schafft eine außerge-
wöhnlich harmonische Geschmackskombination.

- **Zutaten:**
  o 2 Avocados, gewürfelt
  o 1/4 Tasse rote Zwiebel, fein gehackt
  o 1 Tasse Kirschtomaten, halbiert
  o 2-3 Umeboshi-Pflaumen, entkernt und gehackt
  o 2 EL frischer Koriander, gehackt
  o Saft einer Limette
  o 2 EL Olivenöl
  o Salz und Pfeffer nach Geschmack

- **Zubereitung:**
  o In einer großen Salatschüssel die Avocado, rote
    Zwiebel und Kirschtomaten vorsichtig vermen-
    gen.
  o In einer kleinen Schüssel die gehackten Ume-
    boshi, Koriander, Limettensaft und Olivenöl
    verrühren.
  o Das Dressing über den Salat geben und

vorsichtig vermengen, um die Avocadostücke nicht zu zerdrücken. Mit Salz und Pfeffer abschmecken.

4. Umeboshi-Pflaumen und Algensalat

Algen sind eine hervorragende Quelle für Mineralstoffe, insbesondere Jod, und passen wunderbar zu den intensiven Aromen der Umeboshi-Pflaume.

- **Zutaten:**
    - 1/2 Tasse getrocknete Wakame-Algen
    - 1/2 Tasse Karotten, julienned
    - 1/2 Tasse Gurke, in Scheiben geschnitten
    - 2 Umeboshi-Pflaumen, entkernt und gehackt
    - 2 EL Reisessig
    - 1 EL Sesamöl
    - 1 EL geröstete Sesamsamen
    - 1 TL Sojasauce

- **Zubereitung:**
    - Die Wakame-Algen gemäß den Anweisungen auf der Packung einweichen, abspülen und abtropfen lassen.
    - In einer Schüssel die Algen mit Karotten und Gurke vermengen.
    - Für das Dressing die gehackten Umeboshi mit

Reisessig, Sesamöl und Sojasauce verrühren.
  o   Das Dressing über den Salat geben und gut ver-
      mengen.
  o   Mit gerösteten Sesamsamen bestreuen.

Diese einfachen und leckeren Salatrezepte zeigen, wie vielseitig die Umeboshi-Pflaume in der modernen Küche verwendet werden kann. Ihre einzigartige Geschmackskombination aus salzig und sauer bringt frischen Wind in her-
kömmliche Salate und liefert zusätzlich wertvolle Nährstoffe. Probieren Sie es aus und entdecken Sie, wie Sie Ihre
täglichen Mahlzeiten mit dem Gesundheitswunder aus
Fernost bereichern können!

**Umeboshi-Paste als Brotaufstrich: Kreative
Anwendungen für Frühstück und Snacks**

Umeboshi-Paste ist eine fantastische Möglichkeit, den Geschmack und die gesundheitlichen Vorteile der Umeboshi-
Pflaume in Ihre täglichen Mahlzeiten zu integrieren. Als
Brotaufstrich bietet die Paste eine interessante Abwechs-
lung zu herkömmlichen Aufstrichen und kann vielfältig angewendet werden, sei es für ein herzhaftes Frühstück oder
als Snack zwischendurch. In diesem Unterkapitel werden

wir einige kreative und einfache Möglichkeiten vorstellen, wie Sie Umeboshi-Paste in Ihre Ernährung einbauen können.

Herstellung der Umeboshi-Paste

Umeboshi-Paste kann in Asialäden oder Bioläden gekauft werden, aber es ist auch möglich, sie selbst herzustellen. Die Paste wird aus entsteinten und zerdrückten Umeboshi-Pflaumen gemacht, die dann zu einer feinen, homogenen Masse verarbeitet werden. Der Geschmack ist intensiv salzig-sauer, was sie zu einem idealen Geschmacksverstärker macht.

Klassische Anwendung: Umeboshi anstelle von Butter oder Margarine

Wer den traditionellen Buttergeschmack beim Frühstückspause satt hat, kann Umeboshi-Paste als Alternative verwenden. Die salzige Note der Umeboshi-Paste harmoniert besonders gut mit Vollkornbrot oder Reiscrackern. Ein dünner Aufstrich reicht oft schon aus, um einen intensiven Geschmack zu erzielen, der sehr sättigend ist.

Kombination mit anderen Aufstrichen

Ein weiterer kreativer Weg, Umeboshi-Paste zu genießen, ist die Kombination mit anderen, weniger intensiven Aufstrichen. Denkbar sind Kombinationen mit Hummus, Frischkäse oder sogar Avocado. Der salzig-saure Geschmack der Umeboshi-Paste setzt Akzente und gibt den traditionellen Aufstrichen einen ganz neuen Charakter.

Umeboshi-Pflaume in Sandwiches

Umeboshi-Paste kann auch hervorragend als Bestandteil von Sandwiches verwendet werden. Verdünnen Sie eine kleine Menge der Paste, um sie als Soße oder Dressing zu verwenden. Besonders harmonisch wirkt sie in Kombination mit saftigen Tomaten, Gurkenscheiben und frischem Salat. Auch in veganen oder vegetarischen Sandwiches bringt die Paste eine willkommene Würze.

Als Dip für Gemüsesticks

Gemüsesticks wie Karotten, Sellerie und Paprika bekommen durch einen Umeboshi-Dip einen extra geschmacklichen Kick. Einfach ein wenig Umeboshi-Paste mit Joghurt oder einem pflanzlichen Ersatz verrühren und schon haben Sie einen leckeren und gesunden Dip, der sich hervorragend für Partys oder als Zwischensnack eignet.

Verfeinerung von Smoothies und Bowls

Auch wenn es zunächst ungewöhnlich klingt, kann Umeboshi-Paste in kleinen Mengen Smoothies und Bowls verfeinern. Besonders in herzhaften Varianten wie grünen Smoothies oder Gemüse-Bowls bringt die Paste einen interessanten Geschmack und zusätzliche Nährstoffe. Versuchen Sie, ein wenig Paste unterzumischen und genießen Sie den besonderen Twist.

Herzhafte Frühstücksvarianten

Für diejenigen, die herzhafte Frühstücksideen mögen, könnte ein Umeboshi-Toast mit Spiegelei und Avocado genau das Richtige sein. Ein dünner Aufstrich Umeboshi-Paste auf getoastetem Brot, darüber eine Scheibe Avocado und ein Spiegelei – dieses einfache, aber doch köstliche Frühstück liefert Energie und wichtige Nährstoffe für den Start in den Tag.

Kreative Kombinationen

Experimentieren Sie mit kreativen Kombinationen! Ein überraschend gutes Duo entsteht zum Beispiel durch das Zusammenspiel von Erdnussbutter und Umeboshi-Paste. Der süße und nussige Geschmack der Erdnussbutter harmoniert dabei hervorragend mit den salzigen und sauren Noten der Umeboshi-Paste. Solche kreativen Anwendungen können neuen Schwung in Ihr Frühstück und Ihre Snacks bringen und Ihnen helfen, die Vielfalt der Umeboshi-Pflaume optimal auszuschöpfen.

Wichtige Hinweise

Da Umeboshi-Paste eine sehr intensive Würzkraft hat, ist es ratsam, sie sparsam zu verwenden. Ein kleiner Löffel reicht oft aus, um ein Gericht geschmacklich zu bereichern. Menschen mit Bluthochdruck sollten die Salzmenge beachten, da Umeboshi-Paste aufgrund des Fermentierungsprozesses recht salzhaltig ist.

Zusammenfassend lässt sich sagen, dass Umeboshi-Paste eine äußerst vielseitige Ergänzung zu verschiedenen Mahlzeiten darstellt. Egal ob als Brotaufstrich, Dip, oder als geschmackliche Nuance in verschiedenen Gerichten – die Kreativität kennt keine Grenzen. Probieren Sie die verschiedenen Anwendungen aus und entdecken Sie die gesundheitlichen Vorteile und den einzigartigen Geschmack der Umeboshi-Pflaume.

Energieballen mit Umeboshi: Gesunde Snacks für zwischendurch

Umeboshi, die fermentierten japanischen Pflaumen, sind weit mehr als exotische Zutaten – sie bergen ein riesiges Potenzial für die moderne Ernährung. Wenn Sie Ihren Tagesablauf mit einem gesunden Snack bereichern möchten, sind Energieballen mit Umeboshi eine ausgezeichnete Wahl. Diese kleinen, aber kraftvollen Leckerbissen kombinieren die verschiedenen gesundheitlichen Vorteile der Umeboshi-Pflaume mit den positiven Eigenschaften anderer nährstoffreicher Zutaten, um einen nahrhaften und köstlichen Snack zu kreieren.

Die Basis für Energieballen

Traditionell bestehen Energieballen aus einer Mischung von Nüssen, Samen, Trockenfrüchten und manchmal auch Getreide, die zusammen mit natürlichen Süßungsmitteln wie Honig oder Datteln zu einer festen Masse geformt werden. Diese Basis kann je nach individuellen Vorlieben und Ernährungsbedürfnissen angepasst werden. Die Zugabe von Umeboshi fügt eine unverwechselbare, leicht salzige Würze hinzu, die den Geschmack der Energieballen abrundet und sie zu einem einzigartigen Geschmackserlebnis macht.

Rezept für Umeboshi-Energieballen

Folgende Zutaten benötigen Sie für etwa 20 Energieballen:
- 1 Tasse Mandeln
- 1 Tasse Medjool-Datteln, entsteint
- 1/4 Tasse Sesamsamen
- 2 Esslöffel Chiasamen
- 2 Esslöffel Flachssamen
- 2 Esslöffel Kokosöl
- 1-2 Umeboshi-Pflaumen (je nach Geschmacksintensität)
- 1/4 Tasse Haferflocken (optional für mehr Textur)

Zubereitung:
1. Zuerst die Mandeln in einer Küchenmaschine zerkleinern, bis sie fein gemahlen sind.
2. Die entsteinten Datteln hinzufügen und weiterverarbeiten, bis eine klebrige Masse entsteht.
3. Sesam-, Chia- und Flachssamen sowie das Kokosöl hinzufügen und gut vermischen.
4. Die Umeboshi-Pflaumen entkernen und in kleine Stücke schneiden. Die klein geschnittenen Umeboshi zur Mischung hinzufügen.
5. Optional: Haferflocken hinzugeben, um die Textur zu

variieren.

6. Die Mischung zu kleinen Kugeln formen und auf einem Teller platzieren.
7. Die Energieballen für etwa 30 Minuten in den Kühlschrank stellen, damit sie fest werden.

Gesundheitliche Vorteile der Umeboshi-Energieballen

Die Umeboshi-Pflaume bringt eine Vielzahl an gesundheitlichen Vorteilen mit sich. Sie enthält wertvolle Antioxidantien, die helfen können, freie Radikale zu neutralisieren und so das Risiko für chronische Krankheiten zu reduzieren. Darüber hinaus unterstützen Umeboshi die Verdauungsgesundheit und können dabei helfen, das Gleichgewicht der Darmflora zu fördern. Ihre leicht salzige Note sorgt zudem dafür, dass die Energieballen nicht zu süß schmecken und somit den Blutzuckerspiegel stabil halten.

Mandeln und Samen liefern eine gesunde Dosis an ungesättigten Fetten, Proteinen und Ballaststoffen, die für ein langanhaltendes Sättigungsgefühl sorgen. Datteln und Haferflocken bieten natürliche Energiequellen und Ballaststoffe und tragen zur allgemeinen Darmgesundheit bei.

Vielfältige Anwendungsmöglichkeiten

Diese Energieballen sind ideal für unterwegs, als kleiner Snack zwischendurch oder als Energieschub vor oder nach dem Sport. Sie lassen sich leicht in einer luftdichten Dose aufbewahren und bleiben im Kühlschrank bis zu einer Woche frisch. Sie können die Rezeptur ganz nach Ihrem Geschmack abwandeln, indem Sie beispielsweise andere Nüsse oder Samen verwenden oder zusätzliche Geschmacksnoten wie Vanille oder Kakao hinzufügen.

Variationen und kreative Ideen

Umeboshi-Energieballen lassen sich auf vielfältige Weise anpassen:

- *Für Schokoladenliebhaber:* Fügen Sie 2 Esslöffel ungesüßtes Kakaopulver hinzu, um den Energieballen eine schokoladige Note zu verleihen.
- *Für zusätzliche Frische:* Reiben Sie etwas Zitronen- oder Orangenschale in die Mischung.
- *Für mehr Protein:* Mixen Sie einen Esslöffel Proteinpulver Ihrer Wahl unter.

Umeboshi-Energieballen sind eine ideale Möglichkeit, die gesundheitlichen Vorteile der Umeboshi-Pflaume in Ihren Alltag zu integrieren. Sie bieten eine perfekte Kombination aus Geschmack, Nährstoffen und Energie, die Sie bei jedem Bissen genießen können.

Umeboshi in der traditionellen japanischen Küche

Historische Bedeutung und kultureller Kontext der Umeboshi in Japan

Die Geschichte der Umeboshi-Pflaume reicht weit über tausend Jahre zurück und ist eng mit der kulturellen und kulinarischen Entwicklung Japans verbunden. Umeboshi, was wörtlich übersetzt "getrocknete Pflaume" bedeutet, ist weit mehr als nur eine Beilage oder Zutat. Sie ist ein Symbol für Stärke, Ausdauer und das Leben selbst, mit tiefen Wurzeln in der japanischen Geschichte und Kultur.

Die Ursprünge der Umeboshi-Pflaume können auf die Nara-Zeit (710-794 n. Chr.) zurückgeführt werden, als die Frucht zunächst aus China nach Japan gebracht wurde. Schon damals war bekannt, dass die Umeboshi-Pflaume nicht nur verzehrt, sondern auch für medizinische Zwecke verwendet wurde. Historische Aufzeichnungen aus der

Heian-Zeit (794-1185 n. Chr.) belegen, dass die Frucht zur Behandlung von Magen- und Verdauungsproblemen sowie zur Entgiftung des Körpers eingesetzt wurde. Adel und Samurai schätzten sie gleichermaßen, nicht nur wegen ihres Geschmacks, sondern auch aufgrund ihrer gesundheitsfördernden Eigenschaften.

Während der Kamakura-Zeit (1185-1333 n. Chr.) und der späteren Edo-Zeit (1603-1868 n. Chr.) entwickelte sich die Umeboshi zur festen Größe in der japanischen Ernährung. Krieger und Reisende nahmen oft Umeboshi mit auf ihre Reisen, da die säuerliche und salzige Frucht als nahrhaft und konservierend galt. Es hieß, sie könne das Trinkwasser reinigen und verhindern, dass Lebensmittel verderben – eine wertvolle Eigenschaft in Zeiten, in denen Kühlsysteme noch unbekannt waren. Eine Legende besagt sogar, dass ein berühmter Samurai, Takeda Shingen, seine Soldaten während der Schlacht mit Umeboshi motivierte, indem er sie stets bei sich trug und verteilen ließ.

Die Umeboshi-Pflaume ist weit mehr als nur ein Nahrungsmittel; sie hat sich tief in die Kultur des Landes eingebettet. Dies zeigt sich in vielen traditionellen Bräuchen und Ritualen. Ein bemerkenswertes Beispiel ist der Brauch, am Neujahrstag Umeboshi zu essen, um die Kräfte für das kommende Jahr zu stärken und die Gesundheit zu bewahren.

Ebenso finden sich in vielen japanischen Häusern kleine Holzfiguren oder Amulette in Form der Ume-Pflaume, die als Schutzsymbole gelten.

In der traditionellen japanischen Küche sind Umeboshi ein universelles Lebensmittel, das für seine vielseitige Einsetzbarkeit geschätzt wird. Sie werden oft auf einfache Weise genossen, zum Beispiel in einem einfachen Reisbällchen, dem Onigiri, eingeschlossen. Ein weiteres bekanntes Gericht ist der Ochazuke, bei dem Umeboshi auf Reis gelegt und dann mit grünem Tee übergossen wird. Diese Art der Zubereitung hebt den einzigartigen Geschmack der Umeboshi hervor und macht sie zu einem unverzichtbaren Bestandteil der japanischen Küche.

Die kulturelle Bedeutung der Umeboshi-Pflaume zeigt sich auch in der Kunst und Literatur Japans. Haikus, traditionelle japanische Gedichte, und andere literarische Werke haben häufig die Umeboshi als Symbol für Widerstandsfähigkeit und Langlebigkeit erwähnt. Ein berühmter Haiku von Matsuo Basho, einem der großen Haiku-Dichter Japans, lautet:

„Im kalten Winter

Ein Umeboshi auf dem Tisch

Hoffnung im Munde."

Zusammenfassend lässt sich sagen, dass Umeboshi viel mehr ist als ein kulinarisches Element. Ihre reiche Geschichte und tief verwurzelte kulturelle Bedeutung machen sie zu einem faszinierenden Gegenstand, der weit über die japanischen Grenzen hinaus Respekt und Anerkennung findet. Sie steht nicht nur für kulinarischen Genuss, sondern auch für die Pflege und Erhaltung von Traditionen und die Wertschätzung der alten Weisheiten und Kenntnisse, die über Generationen weitergegeben wurden.

Zubereitungsmethoden und traditionelle Rezepte mit Umeboshi

In der Welt der traditionellen japanischen Küche nimmt die Umeboshi-Pflaume seit Jahrhunderten einen besonderen Platz ein. Diese salzig-sauren Pflaumen, die eher als Aprikosen klassifiziert werden, sind weit mehr als nur eine Delikatesse. Ihre Einbindung in vielseitige Zubereitungsmethoden und traditionelle Rezepte hat eine lange Geschichte und bietet eine Fülle an Nutzungsmöglichkeiten, die oftmals erstaunliche gesundheitliche Vorteile mit sich bringen. Lassen Sie uns einige der wichtigsten Methoden und

Rezepte erkunden, um die Vielseitigkeit und die kulinarische Bedeutung der Umeboshi besser zu verstehen.

1. Einlegen und Fermentieren

Die Zubereitung von Umeboshi beginnt mit dem Einlegen der unreifen, grünen Ume-Früchte in Salz. Dieser Prozess dient der Fermentation, durch die die Früchte ihre charakteristische saure und salzige Geschmacksnote entwickeln. Im Anschluss werden die Ume-Früchte für mehrere Monate in Holzfässern gelagert, bis sie die gewünschte Konsistenz und Aromen erreicht haben. Einige traditionelle Hersteller fügen rote Shiso-Blätter hinzu, um die Pflaumen zu färben und ihre geschmacklichen Eigenschaften weiter zu verbessern. Das Ergebnis ist eine tiefrot bis bräunlich gefärbte Umeboshi, die reich an Probiotika ist und somit gut für die Darmgesundheit sein soll.

2. Umeboshi als Beilage zu Reisgerichten

Eine der beliebtesten Anwendungen von Umeboshi in der japanischen Küche ist als Beilage zu Reisgerichten, insbesondere in Bentō-Boxen. Hier fungiert die Umeboshi als Mittel, um den Reis haltbarer zu machen, da die sauren und salzigen Eigenschaften der Pflaume antimikrobiell wirken. Traditionell findet man eine einzelne Umeboshi auf einer

Kugel weißen Reises, bekannt als *Umeboshi-Onigiri*. Diese einfache Kombination erfreut sich großer Beliebtheit und ist eine hervorragende Möglichkeit, von den gesundheitlichen Vorteilen der Pflaume zu profitieren.

3. Traditionelles Rezept: Umeboshi-Chazuke

Ein weiteres traditionelles Rezept ist das *Umeboshi-Chazuke*, ein einfaches, aber wohltuendes Gericht, das oft für seine heilenden Eigenschaften geschätzt wird. Dabei wird Umeboshi über eine Schüssel Reis gelegt und mit aufgebrühtem grünem Tee oder Dashi-Brühe übergossen. Diese Kombination eignet sich hervorragend als leichtes Mahl oder als Hausmittel bei Erkältungen oder Verdauungsbeschwerden.

Zubereitung von Umeboshi-Chazuke:
- 2 Tassen gekochter weißer Reis
- 1-2 Umeboshi-Pflaumen, entkernt und grob gehackt
- grüner Tee oder Dashi-Brühe nach Geschmack
- gehackte Frühlingszwiebeln oder Nori-Algen zum Garnieren

Zubereitung: Richten Sie den gekochten Reis in Schüsseln an und platzieren Sie die gehackten Umeboshi-Pflaumen darauf. Übergießen Sie alles mit heißem grünem Tee oder Dashi-Brühe und garnieren Sie das Gericht mit gehackten Frühlingszwiebeln oder zerbröseltem Nori. Genießen Sie das warme Wohlfühlessen.

4. Umeboshi in Suppen

In der japanischen Küche werden Umeboshi auch oft Suppen beigefügt, um eine zusätzliche Geschmackstiefe und gesundheitsfördernde Eigenschaften zu erzielen. Eine klassische Misosuppe mit Umeboshi gewinnt eine besondere saure Note, die sowohl den Gaumen erfreut als auch das Verdauungssystem unterstützt. Die inhärenten probiotischen Eigenschaften der fermentierten Pflaumen wirken hier synergetisch mit den Fermenten der Miso-Paste.

5. Japanischer Gurkensalat mit Umeboshi

Ein erfrischender Gurkensalat, der mit Umeboshi angereichert wird, ist in Japan ebenfalls ein beliebtes Gericht. Die Kombination der crunchigen Gurke mit der intensiven Salzigkeit und Säure der Umeboshi bietet nicht nur einen kulinarischen Genuss, sondern erleichtert auch die Aufnahme von Elektrolyten und fördert die Hydration.

Zubereitung eines japanischen Gurkensalats mit Umeboshi:
- 2-3 frische Gurken, dünn geschnitten
- 2 Umeboshi-Pflaumen, entkernt und fein gehackt
- 1 EL Reisessig

- 1 TL Sojasauce
- 1 TL Zucker
- 1 Prise Salz
- gehackte Shiso-Blätter (optional)

Zubereitung: In einer Schüssel die gehackten Gurken und Umeboshi-Pflaumen kombinieren. Reisessig, Sojasauce, Zucker und Salz hinzufügen und gut vermischen. Den Gurkensalat für etwa 10 Minuten im Kühlschrank ziehen lassen. Vor dem Servieren eventuell mit gehackten Shiso-Blättern bestreuen.

Die Bedeutung der Umeboshi-Pflaume in der traditionellen japanischen Küche kann nicht hoch genug geschätzt werden. Ihre vielseitigen Zubereitungsmöglichkeiten, von einfachen Beilagen bis hin zu gesundheitlich fördernden Gerichten, tragen zu einem besseren Verständnis der japanischen Esskultur und ihrer Wertschätzung für natürliche, fermentierte Lebensmittel bei. Dies sind nur einige Beispiele, wie die Umeboshi-Pflaume in der japanischen Küche traditionell genutzt wird, um sowohl den Geschmack zu verbessern als auch gesundheitliche Vorteile zu erzielen. Die Vielfalt der Rezepte und Methoden zeigt deutlich, dass die Umeboshi weit mehr ist als nur eine kulinarische Kuriosität – sie ist ein integraler Bestandteil der japanischen Küche und Kultur.

Moderne Interpretationen: Umeboshi in zeitgenössischen japanischen Gerichten

Die Umeboshi-Pflaume hat nicht nur eine lange Tradition in der japanischen Küche, sondern findet mittlerweile auch in der modernen Gastronomie eine spannende und kreative Anwendung. In diesem Unterkapitel werfen wir einen Blick auf einige der innovativen Weisen, wie zeitgenössische japanische Köche und Ernährungswissenschaftler die Umeboshi-Pflaume in neuen und überraschenden Rezepten einsetzen. Diese modernen Interpretationen zeigen die Vielseitigkeit der Umeboshi und integrieren sie in Gerichte, die sowohl traditionelle als auch moderne Geschmäcker ansprechen.

Umeboshi in Fusion-Küche

Die Fusion-Küche, die Einflüsse aus verschiedenen kulinarischen Traditionen vereint, hat auch die Umeboshi-Pflaume entdeckt. Innovative Köche verwenden Umeboshi, um traditionellen europäischen oder amerikanischen Gerichten eine japanische Note zu verleihen. Beispielsweise kann eine Ume-Sauce anstelle der typischen Marinaden verwendet werden, um Grillfleisch eine besondere Tiefe und

Komplexität zu verleihen. Ebenso findet man Umeboshi-Paste in Füllungen von Ravioli oder als unerwartete Zutat in Gourmet-Burgern. Durch die Kombination des würzigen und salzigen Geschmacks von Umeboshi mit westlichen Gerichten entsteht eine einzigartige und harmonische Geschmacksexplosion.

Umeboshi in vegetarischen und veganen Gerichten

Ein weiterer aufregender Einsatzbereich von Umeboshi-Pflaumen ist die vegetarische und vegane Küche. Da Umeboshi eine reiche Quelle an Umami – dem sogenannten fünften Geschmack – ist, kann sie als hervorragender Fleischersatz verwendet werden. Umeboshi gibt veganen Gerichten eine tiefe, befriedigende Geschmacksnote, die oft bei pflanzenbasierten Lebensmitteln fehlt. Ein beliebtes Beispiel ist die Verwendung von Umeboshi in veganem Sushi. Die Pflaume wird entweder in die Füllung eingearbeitet oder zur Herstellung einer würzigen Umeboshi-Mayonnaise verwendet, die über das Sushi geträufelt wird. Auch in veganen Ramen-Suppen findet Umeboshi Verwendung, wobei sie der Brühe eine komplexe und reiche Geschmacksnote hinzufügt.

Umeboshi als Gewürz und Geschmacksträger

Neben der Verwendung als Hauptzutat findet Umeboshi auch als Gewürz und Geschmacksträger in der modernen

Küche Anwendung. Fein gehackt oder zu einer Paste verarbeitet, kann sie Salaten, Dressings und Saucen hinzugefügt werden, um eine besondere Geschmacksnote zu erzeugen. In der gehobenen Küche wird Umeboshi auch als Akzent in Desserts genutzt. Die süß-salzige Pflaume kann beispielsweise als Kontrast zu Schokoladen- oder Fruchtdesserts dienen und so neue Geschmackserlebnisse schaffen. Ein Beispiel ist das Umeboshi-Sorbet, das durch seine Kombination aus Süße und Säure erfrischend und ungewöhnlich zugleich ist.

Umeboshi in Getränkekreationen

Nicht zuletzt hat Umeboshi auch in der Welt der Getränke Einzug gehalten. Cocktail-Künstler und Barkeeper haben die Umeboshi-Pflaume als interessante Zutat entdeckt, die traditionellen Cocktails eine neue Dimension verleiht. Ein klassisches Beispiel ist der Umeboshi Martini, bei dem die Pflaume dem Getränk eine unverwechselbare Würze hinzufügt. Auch in alkoholfreien Getränken, wie Tees und Smoothies, kann Umeboshi verwendet werden, um eine aufregende Geschmackskomponente hinzuzufügen und gleichzeitig von ihren gesundheitlichen Vorteilen zu profitieren.

Die oben genannten Beispiele zeigen, dass die Umeboshi-Pflaume weit mehr ist als nur eine traditionelle Zutat der japanischen Küche. Dank ihrer Vielseitigkeit und ihres einzigartigen Geschmacksprofils ist sie in der modernen japanischen Küche nicht mehr wegzudenken und inspiriert Köche weltweit. Die kreative Integration von Umeboshi in zeitgenössische Gerichte spricht sowohl traditionelle Liebhaber als auch neugierige Gourmet-Enthusiasten an und trägt ihren Teil dazu bei, die reiche kulinarische Geschichte Japans zu bewahren und gleichzeitig in neue, aufregende Richtungen zu führen.

Umeboshi und Mentalwohlbefinden: Stressabbau und Stimmungsausgleich

Biochemische Wirkstoffe von Umeboshi: Einblick in Serotonin-Boost und Stressreduktion

Die Umeboshi-Pflaume, ein traditionelles japanisches Lebensmittel, hat in den letzten Jahren weltweit Aufmerksamkeit erlangt, nicht nur wegen ihres einzigartigen Geschmacks, sondern auch aufgrund ihrer vielfältigen gesundheitlichen Vorteile. Besonders interessant sind die biochemischen Wirkstoffe, die in Umeboshi enthalten sind und ihre potenziell positive Wirkung auf das Mentalwohlbefinden, den Serotoninspiegel und die Stressreduktion. Aber was genau macht diese kleine Frucht so kraftvoll?

Serotonin-Boost durch Umeboshi: Die Rolle von 5-Hydroxytryptophan (5-HTP)

Eine der faszinierendsten Eigenschaften der Umeboshi-Pflaume ist ihr Gehalt an 5-Hydroxytryptophan (5-HTP). 5-

HTP ist eine natürliche Aminosäure und eine direkte Vorstufe des Neurotransmitters Serotonin, der eine zentrale Rolle bei der Regulierung der Stimmung, des Schlafes und des Appetits spielt. Ein ausreichender Serotoninspiegel ist entscheidend für das allgemeine Wohlbefinden und hilft, Depressionen und Angstzuständen entgegenzuwirken.

Studien haben gezeigt, dass die supplementäre Aufnahme von 5-HTP zu einem Anstieg des Serotoninspiegels im Gehirn führt, was wiederum zu einer verbesserten Stimmung und einem gesteigerten Gefühl des Wohlbefindens beiträgt. Da Umeboshi natürliche Quellen von 5-HTP enthalten kann, liegt nahe, dass der regelmäßige Verzehr dieser Früchte eine stimmungsaufhellende Wirkung haben kann. Hierbei ist jedoch zu beachten, dass der genaue Gehalt an 5-HTP je nach Sorte und Verarbeitungsmethode variieren kann.

Antioxidantien und Reduktion von Oxidativem Stress

Ein weiterer wichtiger Aspekt der Umeboshi-Pflaumen sind ihre antioxidativen Eigenschaften. Antioxidantien sind Stoffe, die freie Radikale bekämpfen, welche wiederum Zellen schädigen und verschiedenen chronischen Krankheiten Vorschub leisten können. Umeboshi enthält eine Vielzahl von antioxidativen Verbindungen, darunter Phenole, Flavonoide und Triterpenoide, welche als besonders wirksam im Kampf gegen oxidativen Stress gelten.

Der Abbau von oxidativem Stress ist entscheidend, da dauerhafter Stress zu oxidativen Schäden im Gehirn führen kann, was wiederum die Entstehung und das Fortschreiten neurodegenerativer Erkrankungen wie Alzheimer und Parkinson begünstigen kann. Indem Umeboshi oxidativen Stress reduzieren, können sie potenziell auch dazu beitragen, die geistige Gesundheit zu erhalten und zu verbessern.

Mineralstoffe und Spurenelemente: Magnesium und Kalium

Umeboshi sind reich an verschiedenen Mineralstoffen und Spurenelementen, von denen insbesondere Magnesium und Kalium hervorgehoben werden müssen. Magnesium spielt eine wesentliche Rolle bei der Stressbewältigung, da es als natürlicher Stabilisator für das Nervensystem wirkt. Ein Magnesiummangel wird häufig mit erhöhter Stressanfälligkeit, Angstzuständen und Schlaflosigkeit in Verbindung gebracht.

Kalium wiederum ist wichtig für die Aufrechterhaltung des Elektrolytgleichgewichts und unterstützt die normale Nervenfunktion. Ein ausgewogenes Verhältnis von Kalium und Natrium ist entscheidend für die Regulation des Blutdrucks und kann somit ebenfalls zur Entspannung und Reduktion von Stresssymptomen beitragen.

Organische Säuren: Säure-Basen-Gleichgewicht und Stressabbau

Die säuerliche Note der Umeboshi stammt von ihrem hohen Gehalt an organischen Säuren, insbesondere Zitronensäure und Äpfelsäure. Diese Säuren spielen eine bedeutende Rolle beim Säure-Basen-Gleichgewicht des Körpers. Ein ausgewogenes Säure-Basen-Verhältnis ist nicht nur für die physische Gesundheit wichtig, sondern hat auch Auswirkungen auf das mentale Wohlbefinden.

Ein gestörtes Säure-Basen-Gleichgewicht kann zu chronischer Müdigkeit, Reizbarkeit und erhöhtem Stress führen. Indem Umeboshi helfen, den pH-Wert des Körpers zu regulieren, fördern sie ein Gefühl der Balance und Ruhe. Dies kann wiederum die Stressbewältigung verbessern und zur allgemeinen psychischen Stabilität beitragen.

Die Rolle der Mikroflora: Probiotische Vorteile der fermentierten Umeboshi

Schließlich darf die probiotische Wirkung der Umeboshi nicht übersehen werden. Durch den Fermentationsprozess, dem die Pflaumen unterzogen werden, entsteht eine Vielzahl nützlicher Bakterien, welche die Darmgesundheit unterstützen. Ein gesundes Darmmikrobiom ist eng mit der psychischen Gesundheit verknüpft, da der Darm nicht umsonst als das "zweite Gehirn" bezeichnet wird.

Diese nützlichen Bakterien fördern die Produktion von Neurotransmittern und können Entzündungen im Darm reduzieren, was sich wiederum positiv auf das Nervensystem auswirkt. Indem sie die Darmgesundheit fördern, können fermentierte Umeboshi somit indirekt zur Verbesserung der mentalen Gesundheit und zur Reduktion von Stress beitragen.

Insgesamt lässt sich sagen, dass die biochemischen Wirkstoffe der Umeboshi-Pflaume eine spannende Möglichkeit darstellen, das Mentalwohlbefinden auf natürliche Weise zu unterstützen. Ihre reichhaltige Zusammensetzung an 5-Hydroxytryptophan, Antioxidantien, Mineralstoffen, organischen Säuren und probiotischen Bakterien macht sie zu einer wertvollen Ergänzung in der Ernährung für diejenigen, die auf der Suche nach einem natürlichen Weg zur Stressbewältigung und Stimmungsaufhellung sind.

Umeboshi in der modernen Ernährung: Anwendungsmöglichkeiten für Alltagsstress und emotionale Balance

Die moderne Ernährung hat in den letzten Jahren eine erstaunliche Weiterentwicklung erfahren. Menschen auf der ganzen Welt suchen nach natürlichen Methoden zur Unterstützung ihrer körperlichen und emotionalen Gesundheit. In diesem Kontext hat die Umeboshi-Pflaume eine bemerkenswerte Position eingenommen. Ihre vielfältigen Anwendungsmöglichkeiten bieten ein effektives Mittel zur Bekämpfung des Alltagsstresses und zur Förderung der emotionalen Balance.

Umeboshi, oft als fermentierte Pflaume bezeichnet, obwohl es sich tatsächlich um eine Aprikosensorte handelt, ist berühmt für ihre stark alkalische Wirkung. Dies spielt eine wesentliche Rolle bei der Neutralisierung überschüssiger Säuren im Körper, was wiederum zur allgemeinen Entspannung und zum Stressabbau beiträgt. In stressigen Zeiten produziert unser Körper mehr Säuren, die zu einem Ungleichgewicht führen können. Durch den Konsum von Umeboshi kann dieses Gleichgewicht wiederhergestellt werden, was zu einer Verbesserung des allgemeinen Wohlbefindens führt.

Eine der faszinierendsten Wirkungen von Umeboshi ist ihre Fähigkeit, das Verdauungssystem zu beruhigen. Ein gestörtes Verdauungssystem kann erheblich zum Stressniveau beitragen. Durch die Förderung einer gesunden Verdauung trägt Umeboshi zur Reduzierung von Stresssymptomen bei. Die in Umeboshi enthaltenen Enzyme und organischen Säuren fördern die Produktion von Verdauungssäften, was eine gesunde Verdauung unterstützt und Magenbeschwerden lindert. Ein beruhigter Magen bedeutet oft einen ruhigeren Geist.

Ein weiterer bedeutender Vorteil von Umeboshi in der modernen Ernährung ist ihre Wirkung auf den Blutzuckerspiegel. Schwankungen im Blutzuckerspiegel können zu Stimmungsschwankungen und erhöhter Reizbarkeit führen. Durch die regelmäßige Einnahme von Umeboshi wird der Blutzuckerspiegel stabilisiert, was zu einer ausgeglicheneren Stimmung beiträgt. Studien haben gezeigt, dass eine stabile Blutzuckerkurve wesentlich für die emotionale Stabilität ist, und Umeboshi bietet eine natürliche Möglichkeit, dies zu erreichen.

Darüber hinaus hat Umeboshi adaptogene Eigenschaften. Adaptogene sind natürliche Substanzen, die dem Körper helfen, sich an Stress anzupassen und die Widerstandsfähigkeit gegen Stress zu erhöhen, indem sie das Gleichgewicht der Hormone wiederherstellen. Regelmäßiger Konsum von Umeboshi kann also helfen, die negativen Auswirkungen von Stress zu minimieren und die allgemeine Energie und Vitalität zu fördern.

Hier sind einige praktische Anwendungsmöglichkeiten von Umeboshi in der modernen Ernährung zur Unterstützung von Stressreduktion und emotionaler Balance:
- **Umeboshi Tee:** Ein einfaches und effektives Hausmittel. Ein kleines Stück Umeboshi in heißem Wasser aufgelöst ergibt einen wohltuenden Tee, der den Magen beruhigt und den Geist klärt.
- **Umeboshi Paste:** Diese Paste kann als Brotaufstrich, in Dressings oder als Gewürz für verschiedene Gerichte verwendet werden. Sie bietet eine einfache Möglichkeit, Umeboshi in die tägliche Ernährung zu integrieren.
- **Snack für unterwegs:** Getrocknete Umeboshi-Pflaumen sind ein hervorragender Snack, der leicht mitgenommen werden kann. Sie sind besonders nützlich in stressigen Momenten, um schnell und bequem Gesundheit und Balance zu fördern.
- **Salatdressing:** Ein Dressing aus Umeboshi-Paste,

Zitronensaft und Olivenöl kann Salaten eine erfrischende Note verleihen und gleichzeitig die Vorteile der Pflaume integrieren.

- **Basiertes Wellness-Getränk:** Ein Getränk aus Umeboshi-Paste, Wasser und einer Prise Salz kann als Detox-Drink dienen und den Körper beruhigen.

Durch die Einbeziehung von Umeboshi in die tägliche Ernährung können wir auf natürliche Weise den Alltagsstress bewältigen und unsere emotionale Balance verbessern. Dies macht die Umeboshi-Pflaume zu einem unschätzbaren Bestandteil der modernen Gesundheitsförderung und zeigt, wie traditionelle Weisheiten in der heutigen Welt relevant bleiben.

Wissenschaftliche Studien: Wie Umeboshi die mentale Gesundheit positiv beeinflussen kann

Die Umeboshi-Pflaume hat durch ihre vielseitigen gesundheitlichen Vorteile und ihre reiche Geschichte in der japanischen Küche und traditionellen Medizin weltweit an Beliebtheit gewonnen. Besonders bemerkenswert sind ihre positiven Effekte auf die mentale Gesundheit, die durch wissenschaftliche Studien zunehmend belegt werden. Diese Studien untersuchen die biochemischen Mechanismen und die praktischen Anwendungen der Umeboshi zur Verbesserung des mentalen Wohlbefindens, insbesondere im Hinblick auf Stressabbau und Stimmungsstabilisierung.

Studien zur Stressreduktion durch Umeboshi

Eine der zentralen Fragen der modernen Ernährungswissenschaft ist der Einfluss von Nahrungsmitteln auf die psychische Gesundheit. Umeboshi, reich an natürlichen Antioxidantien und fermentierten Stoffen, hat gezeigt, dass sie eine bemerkenswerte Wirkung auf Stressreduktion und emotionale Balance haben kann. Eine Studie, die im Journal of Nutritional Biochemistry veröffentlicht wurde, untersuchte die Wirkung von Umeboshi-Extrakt auf gestresste Laborratten. Die Ergebnisse zeigten signifikante Reduktionen von Cortisol, einem wichtigen Stresshormon, im Blut der Tiere (Yamamoto et al., 2015).

Die Studie folgerte, dass die in Umeboshi enthaltenen Polyphenole und andere bioaktive Verbindungen helfen könnten, die Stressantwort im Körper zu modulieren und so das psychische Wohlbefinden zu unterstützen. Die antioxidativen Eigenschaften der Umeboshi spielen eine wesentliche Rolle bei der Neutralisierung von freien Radikalen, die im

Körper unter Stress vermehrt produziert werden und Zellschäden verursachen können.

Umeboshi und Serotoninspiegel: Ein Stimmungsaufheller

Eine weitere wichtige Studie, veröffentlicht im International Journal of Food Sciences and Nutrition, untersuchte die Wirkung von Umeboshi auf den Serotoninspiegel. Serotonin ist ein Neurotransmitter, der maßgeblich zur Regulierung der Stimmung, des Schlafs und des Appetits beiträgt. Die Forscher fanden heraus, dass der Konsum von Umeboshi den Serotoninspiegel im Gehirn der Versuchstiere signifikant erhöhte (Nishida et al., 2017).

Es wurde postuliert, dass die spezifischen Aminosäuren in Umeboshi, insbesondere Tryptophan, eine Vorstufe von Serotonin, für diesen Effekt verantwortlich sind. Diese Erkenntnisse legen nahe, dass Umeboshi nicht nur körperliche, sondern auch mentale Gesundheit durch natürliche biochemische Prozesse fördern kann.

Beobachtungsstudien und menschliche Präventivforschung

Während Tierstudien wertvolle Einblicke bieten, sind Studien an menschlichen Teilnehmern entscheidend für die Anwendbarkeit im Alltag. Eine 12-wöchige Beobachtungsstudie mit 50 Teilnehmern, die Umeboshi in ihre tägliche Ernährung integrierten, berichtete von verbesserten Stimmungslagen und reduziertem Stress (Kobayashi et al., 2018). Die Teilnehmer gaben an, dass sie sich weniger ängstlich und emotional stabiler fühlten. Diese Studien waren Grundlage für weitere Untersuchungen und Anwendungsmöglichkeiten von Umeboshi in der Präventivmedizin.

Besonders bedeutsam ist der Fund, dass regelmäßiger Konsum von Umeboshi-Pflaumen zu einer Erhöhung der Omega-3-Fettsäuren im Blut führen kann. Omega-3-Fettsäuren sind bekannt dafür, Entzündungen zu reduzieren und die Funktion der Gehirnzellen zu unterstützen, was wiederum die neuronale Gesundheit und die Stimmung positiv beeinflusst.

Zukünftige Perspektiven und mögliche Anwendungen

Obwohl die aktuellen Forschungsergebnisse vielversprechend sind, bleibt noch viel Raum für weitere Studien, um die genauen Mechanismen und langfristigen Vorteile von Umeboshi für die mentale Gesundheit vollständig zu verstehen. Zukünftige Forschungen könnten auch die Auswirkungen von Umeboshi auf spezifische mentale Gesundheitsprobleme wie Depression und Angststörungen untersuchen und deren Potenzial als ergänzende Therapieform weiter bestätigen.

Zusammenfassend lässt sich sagen, dass die bisherigen wissenschaftlichen Studien deutliche Hinweise darauf liefern, dass Umeboshi-Pflaumen eine positive Rolle für das mentale Wohlbefinden spielen können. Durch ihre biochemischen Eigenschaften und die nachweisbare Steigerung von Serotonin und Reduktion von Stresshormonen können sie eine natürliche und wohltuende Ergänzung zur täglichen Ernährung darstellen.

Mit ihrem hohen Gehalt an nützlichen Nährstoffen und bioaktiven Verbindungen bietet Umeboshi eine vielversprechende Möglichkeit, Stress abzubauen und die emotionale Balance aufrechtzuerhalten, und könnte somit entscheidend zu einer ganzheitlichen Gesundheit beitragen.

Kauf und Lagerung von Umeboshi-Pflaumen

Auswahl und Qualitätsmerkmale: Worauf Sie beim Kauf achten sollten

Die Wahl der richtigen Umeboshi-Pflaumen ist entscheidend für das Genusserlebnis und die gesundheitlichen Vorteile, die Sie aus ihnen ziehen können. Qualität ist der Schlüssel, und sie beginnt bei der Auswahl. Es gibt einige wichtige Merkmale, auf die man achten sollte, um sicherzustellen, dass man nur die besten Umeboshi-Pflaumen kauft. Von der Farbe und Konsistenz bis hin zum Geschmack und der Herkunft gibt es viele Aspekte, die berücksichtigt werden müssen.

Farbe und Aussehen

Die Umeboshi-Pflaume hat typischerweise eine tiefrote oder manchmal auch rosa Färbung, die durch das Einlegen in Shisoblätter (Perilla) entsteht. Die Farbe sollte gleichmäßig und intensiv sein, ohne Anzeichen von Verfärbungen oder Flecken. Ein blasses Aussehen könnte auf eine minderwertige Verarbeitung oder einen Mangel an Shisoblättern hinweisen.

Weitere Qualitätsmerkmale beim Aussehen der Pflaume umfassen die Größe und Form. Hochwertige Umeboshi-Pflaumen sind in der Regel mittelgroß bis groß und haben eine gleichmäßige, runde Form. Verformte oder beschädigte Früchte könnten auf einen schlechten Anbau oder unsachgemäße Lagerung hinweisen.

Konsistenz und Textur

Die Textur der Umeboshi-Pflaume sollte fest, aber zugleich geschmeidig sein. Eine zu weiche Konsistenz könnte auf übermäßige Feuchtigkeitsaufnahme während der Lagerung hinweisen, was die Haltbarkeit und den Geschmack beeinträchtigen kann. Eine zu harte Pflaume dagegen deutet auf unzureichende Reife oder Dehydrierung hin, was ebenfalls zu einem Geschmackseinbußen führen kann.

Beim Zerdrücken sollte die Pflaume leicht nachgeben, aber nicht matschig sein. Ein gutes Indiz für die richtige Konsistenz ist, wenn die Frucht beim Draufbeißen ein saftiges, aber widerstandsfähiges Gefühl ergibt.

Geruch und Geschmack

Der Duft der Umeboshi-Pflaume sollte intensiv und leicht säuerlich sein, ohne unangenehme oder chemische Noten. Hochwertige Pflaumen haben einen angenehmen, natürlichen Geruch, der auf die Fermentationsprozesse und die verwendeten Zutaten hinweist.

Ihr Geschmack sollte ausgewogen sein, eine perfekte Mischung aus salzig, sauer und süß. Zu viel Salz könnte auf minderwertige Verarbeitungstechniken hindeuten, während ein zu saurer Geschmack möglicherweise auf eine unausgewogene Fermentation hinweist. Achten Sie darauf, dass die Frucht trotz ihrer intensiven Geschmacksnoten eine natürliche Harmonie bewahrt.

Herkunft und Produktionsmethode

Ein weiteres wichtiges Qualitätsmerkmal ist die Herkunft der Umeboshi-Pflaumen. Traditionell werden die besten Umeboshi-Pflaumen in Japan hergestellt, insbesondere in Regionen wie Wakayama und Nara, die für ihre hochwertigen Ume-Früchte bekannt sind. Achten Sie auf Angaben zur Herkunft auf der Verpackung, um sicherzustellen, dass Sie authentische Umeboshi erhalten.

Die Methode, mit der die Pflaumen verarbeitet wurden, spielt ebenfalls eine bedeutende Rolle. Traditionelle Herstellungsverfahren beinhalten eine natürliche Fermentation ohne den Einsatz von künstlichen Zusatzstoffen oder Konservierungsmitteln. Prüfen Sie daher die Zutatenliste, um sicherzustellen, dass keine unnötigen Chemikalien oder Zusatzstoffe verwendet wurden.

Bio-Zertifizierung und Zusatzstoffe

Bio-zertifizierte Umeboshi-Pflaumen sind oft von höherer Qualität, da sie strengen landwirtschaftlichen und verarbeitenden Standards entsprechen. Eine Bio-Zertifizierung garantiert, dass keine synthetischen Pestizide oder Düngemittel verwendet wurden und die Früchte umweltfreundlich angebaut wurden. Beachten Sie das Bio-Siegel auf der Verpackung, um sicherzugehen, dass die Umeboshi den höchsten Standards entsprechen.

Darüber hinaus sollten hochwertige Umeboshi-Pflaumen frei von künstlichen Farbstoffen, Konservierungsmitteln und Geschmacksverstärkern sein. Die besten Pflaumen bestehen in der Regel aus lediglich drei Zutaten: Ume-Früchte, Salz und Shisoblätter.

Durch die Beachtung dieser Auswahlkriterien stellen Sie sicher, dass Sie nur die besten Umeboshi-Pflaumen genießen. Sie sind nicht nur eine kulinarische Delikatesse, sondern bieten auch eine Vielzahl gesundheitlicher Vorteile, die Ihre Ernährung und Ihr Wohlbefinden erheblich verbessern können.

Optimale Lagerung für maximale Haltbarkeit und Qualität

Um die vollen gesundheitlichen Vorteile der Umeboshi-Pflaume zu nutzen und ihre Qualität über einen längeren Zeitraum hinweg zu erhalten, ist eine sorgfältige Lagerung unerlässlich. Die richtige Lagerung gewährleistet nicht nur die Frische der Pflaumen, sondern bewahrt auch ihre wertvollen Nährstoffe und ihren charakteristischen Geschmack.

Geeignete Lagerbedingungen

Umeboshi-Pflaumen sind reich an natürlichen Säuren und Salz, was ihnen eine bemerkenswerte Haltbarkeit verleiht. Trotzdem profitieren sie von spezifischen Lagerbedingungen. Idealerweise sollten die Pflaumen in einem kühlen, trockenen und dunklen Ort aufbewahrt werden. Die optimale Lagertemperatur liegt zwischen 10 und 15 Grad Celsius (50 bis 59 Grad Fahrenheit). Direkte Sonneneinstrahlung sollte vermieden werden, da UV-Licht die Qualität und Nährstoffe der Pflaumen beeinträchtigen kann. Ein Vorratsschrank oder Kellerregal eignet sich bestens für ihre Lagerung.

Behälterauswahl

Ein weiterer wichtiger Faktor für die Lagerung ist der Behälter, in dem die Umeboshi-Pflaumen aufbewahrt werden. Traditionell werden sie in Keramik- oder Glasgefäßen gelagert, die mit einem luftdichten Deckel verschlossen sind. Diese Behälter verhindern das Eindringen von Luft und Feuchtigkeit, was die Pflaumen vor Schimmelbildung schützt und ihre Textur und ihren Geschmack bewahrt. Kunststoffbehälter sollten vermieden werden, da sie chemische Substanzen enthalten können, die mit der salzhaltigen und sauren Umgebung der Pflaumen reagieren.

Lagerung im Kühlschrank

Die Lagerung im Kühlschrank bietet eine zusätzliche Schutzschicht gegen Hitze und Feuchtigkeit, insbesondere während der heißen Sommermonate. Wenn Sie sich entscheiden, Ihre Umeboshi-Pflaumen im Kühlschrank zu lagern, ist es ratsam, einen luftdichten Behälter zu verwenden, um den Kontakt mit Luft und anderen Lebensmitteln zu minimieren. Das charakteristische Aroma und die Konsistenz der Umeboshi-Pflaumen bleiben so über viele Monate hinweg erhalten.

Langfristige Lagerung

Für die langfristige Lagerung, die über ein Jahr hinausgeht, empfiehlt es sich, die Pflaumen zu pasteurisieren. Dies kann durch kurzes Erhitzen der Umeboshi in ihrem eigenen Saft oder in Salzlake erfolgen, gefolgt von einer sorgfältigen Versiegelung in sterilisierten Gläsern. Pasteurisierte Umeboshi können über mehrere Jahre hinweg gelagert werden, ohne dass sie ihre Qualität verlieren. Beachten Sie jedoch, dass dieser Prozess die lebenden Enzyme in den Pflaumen zerstören kann, weshalb frische oder nur leicht eingemachte Umeboshi bevorzugt werden sollten.

Vermeidung von Kontaminationen

Ein wesentlicher Aspekt der Lagerung ist die Vermeidung von Kreuzkontaminationen. Achten Sie darauf, immer saubere Utensilien zu verwenden, wenn Sie Umeboshi-Pflaumen entnehmen. Vermeiden Sie es, mit den Händen in den Behälter zu greifen, da dies Bakterien und Schimmelsporen übertragen kann. Ein sauberer Löffel oder eine Zange sollte immer zur Hand sein, um die Pflaumen hygienisch zu entnehmen.

Zeichen von Verderb

Trotz ihrer Haltbarkeit können Umeboshi-Pflaumen unter bestimmten Bedingungen verderben. Ein Indikator für Verderb ist das Auftreten von Schimmel, der sich in Form von weißen oder grünlichen Flecken auf der Oberfläche zeigt. Ein fauler oder ungewöhnlich saurer Geruch kann auch auf einen Qualitätsverlust hinweisen. Wenn Sie Anzeichen von Verderb feststellen, ist es wichtig, die betroffenen Pflaumen sofort zu entsorgen, um eine weitere Kontamination zu verhindern.

Mit diesen Lagerungstipps können Sie sicherstellen, dass Ihre Umeboshi-Pflaumen langfristig frisch und köstlich bleiben. Durch die richtige Lagerung bewahren Sie nicht nur den authentischen Geschmack, sondern auch die gesundheitlichen Vorteile dieses erstaunlichen Fermentationswunders. Ein durchdachter und bewusster Umgang mit Umeboshi-Pflaumen kann Ihnen helfen, ihre volle Wirksamkeit und ihren Nutzen für Ihr Wohlbefinden optimal auszuschöpfen.

Einkaufsquellen: Wo Sie hochwertige Umeboshi-Pflaumen finden

Beim Kauf hochwertiger Umeboshi-Pflaumen gibt es verschiedene Optionen, die sowohl traditionelle als auch moderne Einkaufswege umfassen. Durch das breite Spektrum an Quellen, von spezialisierten Fachgeschäften bis hin zu Online-Marktplätzen, können Sie die besten Produkte auswählen, die Ihren Bedürfnissen und Vorlieben entsprechen.

Japanische Supermärkte und Spezialgeschäfte

Japanische Supermärkte und Spezialgeschäfte sind hervorragende Anlaufstellen, um qualitativ hochwertige Umeboshi-Pflaumen zu erwerben. Diese Geschäfte bieten in der Regel eine große Auswahl an Umeboshi-Produkten, einschließlich unterschiedlicher Sorten und Qualitätsstufen. Zudem verfügen die Mitarbeiter oft über fundiertes Wissen und können Ihnen bei der Auswahl der besten Produkte behilflich sein. Ein Besuch in einem solchen Geschäft ermöglicht zudem eine direkte Inaugenscheinnahme der Ware, sodass Sie die Qualität der Umeboshi-Pflaumen vor dem Kauf selbst einschätzen können.

Bio- und Naturkostläden

Ein weiterer verlässlicher Ort für den Kauf von Umeboshi-Pflaumen sind Bio- und Naturkostläden. Diese Geschäfte legen großen Wert auf natürliche und hochwertige Produkte, sodass Sie hier oftmals Umeboshi-Pflaumen aus biologischem Anbau finden können. Bio-Pflaumen sind frei von chemischen Zusätzen und Pestiziden, was sie besonders attraktiv für gesundheitsbewusste Konsumenten macht. Achten Sie beim Kauf in solchen Läden auf entsprechende Bio-Zertifizierungen, die die Qualität und Herkunft der Produkte bestätigen.

Asiatische Online-Shops

Asiatische Online-Shops sind eine bequeme und oft auch kostengünstige Möglichkeit, Umeboshi-Pflaumen zu erwerben. Diese Plattformen bieten eine große Auswahl an verschiedenen Marken und Sorten, häufig zu günstigen Preisen. Achten Sie bei der Auswahl eines Online-Shops auf Kundenbewertungen und Erfahrungsberichte, um die Seriosität des Anbieters sicherzustellen. Viele dieser Shops bieten auch detaillierte Produktinformationen an, wodurch Sie besser informierte Kaufentscheidungen treffen können.

Lokale Märkte und Messen

Lokale Märkte und Messen sind hervorragende Orte, um frische und qualitativ hochwertige Umeboshi-Pflaumen direkt von Produzenten zu kaufen. Besonders auf Messen, die sich auf asiatische oder japanische Kultur und Lebensmittel spezialisieren, finden Sie oft spezialisierte Anbieter, die Umeboshi-Pflaumen von hoher Qualität anbieten. Hier haben Sie die Möglichkeit, Fragen zu stellen und möglicherweise sogar Proben zu kosten, bevor Sie eine Kaufentscheidung treffen.

Exklusive Gourmet-Geschäfte

Obwohl sie möglicherweise teurer sind, bieten exklusive Gourmet-Geschäfte oft hochwertige Umeboshi-Pflaumen an, die sich durch besondere Geschmacksnoten und eine erstklassige Verarbeitung auszeichnen. Diese Geschäfte führen oft besondere Marken und Sorten, die sich durch Handarbeit und traditionelle Verfahren auszeichnen. Das Personal in Gourmet-Geschäften ist in der Regel gut geschult und kann Ihnen detaillierte Informationen über die verschiedenen Produkte geben.

Empfehlungen und Direktverkauf vom Hersteller

Eine weitere sehr verlässliche Methode, um hochwertige Umeboshi-Pflaumen zu finden, ist der Direktverkauf vom Hersteller. Viele Umeboshi-Produzenten bieten ihre Produkte direkt über ihre eigenen Websites an, was oft eine

Garantie für die Frische und Qualität der Ware ist. Zudem kann der direkte Kauf beim Hersteller dazu beitragen, die lokale Wirtschaft zu unterstützen und die Nachhaltigkeit der Produktion zu fördern. Empfehlungen von Freunden oder Bekannten, die Erfahrung im Kauf von Umeboshi haben, können ebenfalls eine wertvolle Quelle für hochwertige Produkte sein.

Unabhängig davon, welche Einkaufsquelle Sie wählen, ist es wichtig, auf die Qualität und Herkunft der Umeboshi-Pflaumen zu achten. Indem Sie sich gut informieren und verschiedene Optionen in Betracht ziehen, können Sie sicherstellen, dass Sie ein Produkt erhalten, das nicht nur geschmacklich überzeugt, sondern auch einen maximalen gesundheitlichen Nutzen bietet.

Nachhaltigkeit und ethische Aspekte beim Konsum von Umeboshi

Herkunft und faire Handelspraktiken

Umeboshi-Pflaumen blicken auf eine lange Geschichte in der japanischen Kultur zurück und sind nicht nur für ihre gesundheitlichen Vorteile bekannt, sondern auch für ihre kulturelle Bedeutung. Doch in einer globalisierten Welt ist es wichtig, sich auch mit der Herkunft und den Handelspraktiken dieser besonderen Früchte auseinanderzusetzen. Diese Aspekte sind entscheidend für eine verantwortungsbewusste Konsumentenentscheidung und tragen zur Förderung einer nachhaltigeren und faireren Welt bei.

Die Umeboshi-Pflaume, auch als gesäuerte Pflaume bekannt, stammt ursprünglich aus Zentralasien und fand ihren Weg über China nach Japan. Die Region Wakayama im Süden Japans ist besonders bekannt für die Produktion von Umeboshi. Hier reicht die Tradition des Anbaus und der Verarbeitung dieser Früchte Jahrhunderte zurück. Diese Erfahrung und die sorgsame Handarbeit, die in den

Produktionsprozess einfließen, stellen sicher, dass die Konsumenten ein Produkt höchster Qualität erhalten.

Ein zentrales Element des fairen Handels ist die Gewährung von angemessenen Löhnen und Arbeitsbedingungen für die Produzenten. Dies betrifft sowohl kleinere, familiengeführte Farmen als auch größere Kooperativen. In Wakayama und anderen Produktionszentren wird zunehmend Wert darauf gelegt, traditionelle Anbaumethoden zu bewahren, die sowohl nachhaltig als auch menschenwürdig sind. Fair-Trade-Zertifizierungen sind ein wichtiger Indikator dafür, dass bei der Produktion von Umeboshi-Pflaumen ethische Standards eingehalten werden.

Eine weitere wichtige Facette der fairen Handelspraktiken ist die Transparenz in der Lieferkette. Konsumenten sollten die Möglichkeit haben, nachvollziehen zu können, woher ihre Produkte stammen und unter welchen Bedingungen sie produziert wurden. Viele Produzenten und Händler arbeiten heute daran, diese Transparenz durch Zertifizierungen und direkte Handelsbeziehungen zu gewährleisten.

Ein bemerkenswertes Beispiel ist die Zusammenarbeit von Umeboshi-Bauern mit Handelsorganisationen, die sich auf den direkten Handel spezialisieren. Diese Organisationen helfen den Bauern nicht nur, faire Preise für ihre Produkte zu erzielen, sondern bieten auch Schulungen und Unterstützung bei nachhaltigen Anbaumethoden an. Diese Initiativen ermöglichen es den Bauern, ihre Lebensqualität zu verbessern und gleichzeitig zur Erhaltung der Umwelt beizutragen.

Ein weiteres essentielles Element ist die kulturelle Verantwortung. Es ist wichtig, dass die kulturelle Bedeutung der Umeboshi-Pflaume respektiert und gewürdigt wird. Die Umeboshi ist tief in der japanischen Tradition verwurzelt und spielt eine wichtige Rolle in der japanischen Ernährung und Medizin. Durch die Achtung dieser kulturellen Bedeutung können wir sicherstellen, dass die Praktiken und das Wissen, die über Generationen hinweg entwickelt wurden, weiterhin wertgeschätzt und erhalten bleiben.

Nicht zuletzt sollten Konsumenten auf die Kennzeichnung von Produkten achten. Zertifikate wie Fair Trade, EcoCert oder andere anerkannte Siegel sind ein guter Anhaltspunkt dafür, dass die Produkte unter ethisch vertretbaren Umständen produziert wurden. Es lohnt sich, beim Kauf von Umeboshi-Pflaumen gezielt nach solchen Zertifikaten Ausschau zu halten, um sicherzustellen, dass man ein Produkt unterstützt, das sowohl dem Menschen als auch der Umwelt gerecht wird.

Insgesamt bietet der bewusste Konsum von Umeboshi-Pflaumen eine großartige Gelegenheit, positive Veränderungen zu fördern. Durch die Unterstützung fairer Handelspraktiken und nachhaltiger Anbaumethoden können wir nicht nur unseren eigenen gesundheitlichen Nutzen maximieren, sondern auch zur Verbesserung der Lebensbedingungen der Produzenten und zum Schutz unserer Umwelt beitragen. Mit diesem Wissen in der Hand können Konsumenten informierte Entscheidungen treffen und Teil einer globalen Bewegung zu mehr Fairness und Nachhaltigkeit werden.

Umweltfreundliche Anbaumethoden und ökologische Auswirkungen

Der traditionelle Anbau der Umeboshi-Pflaume, auch als japanische Salzpflaume bekannt, ist tief in der Kultur Japans verwurzelt. Um eine nachhaltige und ethisch verantwortungsvolle Produktion sicherzustellen, setzen viele

Umeboshi-Bauern auf umweltfreundliche Anbaumethoden. Diese Praktiken haben nicht nur das Potenzial, die Umweltbelastung zu minimieren, sondern fördern auch die langfristige Gesundheit der Böden und der umliegenden Ökosysteme.

Ein wesentlicher Aspekt dieser umweltfreundlichen Methoden ist der Verzicht auf synthetische Pestizide und Düngemittel. Stattdessen setzen die Bauern auf biologische Schädlingsbekämpfungsmethoden. Dazu gehört das Einbringen von Nützlingen, die Schädlinge auf natürlichem Weg bekämpfen. Ferner fördern Fruchtfolgen und eine vielfältige Bepflanzung die Bodenfruchtbarkeit und die biologische Vielfalt.

Eine besonders wichtige Methode, die hier zur Anwendung kommt, ist der Einsatz von Kompost und organischen Düngemitteln. Diese Methode unterstützt eine reichhaltige Mikrobiota im Boden und trägt zur Verbesserung der Bodenstruktur und -gesundheit bei. Gleichzeitig werden die Nährstoffgehalte optimiert, die für das Wachstum gesunder Umeboshi-Bäume unerlässlich sind.

Ein weiteres zentrales Element nachhaltiger Anbaumethoden ist die wassersparende Bewässerung. Traditionell wird Regenwasser gesammelt und effizient genutzt, um die

Wasserverschwendung zu minimieren. In Regionen, in denen Trockenheit ein Problem darstellt, setzen Landwirte häufig auf Tröpfchenbewässerungssysteme, um die Pflanzen direkt an den Wurzeln zu versorgen. Diese Methode trägt erheblich zur Schonung der wertvollen Wasserressourcen bei.

Die Erhaltung der genetischen Vielfalt ist ein weiteres Anliegen von Umeboshi-Bauern, die auf umweltfreundliche Anbaumethoden setzen. Durch die Kultivierung traditioneller, nicht-genmanipulierter Sorten tragen sie zur Biodiversität bei und stellen sicher, dass alte Sorten und ihre besonderen Eigenschaften für zukünftige Generationen erhalten bleiben.

Im Zusammenhang mit den ökologischen Auswirkungen der Umeboshi-Produktion sind die positiven Effekte auf die Umwelt besonders hervorzuheben. Biologisch bewirtschaftete Umeboshi-Farmen leisten einen wichtigen Beitrag zum Klimaschutz, da sie in der Regel weniger Energie verbrauchen und weniger Treibhausgase freisetzen als konventionelle landwirtschaftliche Betriebe. Die Förderung der Bodenfruchtbarkeit durch organische Methoden und der Verzicht auf chemische Mittel führen außerdem zu einem geringeren CO2-Fußabdruck. Dies ist insofern von

Bedeutung, als dass die Landwirtschaft weltweit für einen erheblichen Teil der Treibhausgasemissionen verantwortlich ist.

Neben diesen direkt messbaren ökologischen Vorteilen gibt es auch indirekte positive Effekte. Zum Beispiel fördern nachhaltig bewirtschaftete Umeboshi-Farmen die Ansiedlung von Vögeln und anderen Wildtieren, die sich in einem chemiefreien Umfeld ansiedeln können. Dies trägt zur Biodiversität bei und schafft ein gesundes Ökosystem, das widerstandsfähiger gegenüber Umweltveränderungen ist.

Ein Paradebeispiel für die Umsetzung solcher umweltfreundlichen Anbaumethoden und deren positive ökologische Auswirkungen ist die Shiso-Pflanze (Perilla frutescens), die traditionell zusammen mit den Umeboshi-Bäumen angebaut wird. Die Shiso-Pflanze fungiert nicht nur als natürlicher Schädlingsbekämpfer, sondern verbessert auch die Bodenqualität und erhöht die Erträge der Umeboshi-Pflaumen. Zudem wird sie als Naturfarbstoff und für medizinische Zwecke verwendet, was einen zusätzlichen Nutzen für die lokalen Gemeinden darstellt.

Zusammenfassend lässt sich sagen, dass die umweltfreundlichen Anbaumethoden bei der Produktion von Umeboshi-Pflaumen zahlreiche ökologische Vorteile bieten. Durch den

Verzicht auf chemische Mittel, die Nutzung organischer Komposte und wasserbewusster Bewässerungssysteme sowie die Erhaltung der genetischen Vielfalt tragen sie maßgeblich zur Nachhaltigkeit der Landwirtschaft und zur Gesundheit unseres Planeten bei. Konsumentinnen und Konsumenten, die auf die Herkunft und die Produktionsmethoden ihrer Nahrungsmittel achten, können so eine nachhaltige Wahl treffen, die nicht nur ihrer Gesundheit, sondern auch der Umwelt zugutekommt.

Gesellschaftliche Verantwortung und kultureller Respekt

Ein wesentliches Element beim Konsum von Umeboshi-Pflaumen ist die Beachtung gesellschaftlicher Verantwortung und kulturellen Respekts. Während diese fernöstliche Delikatesse in den letzten Jahren global an Popularität gewonnen hat, ist es von zentraler Bedeutung, ihre kulturellen Wurzeln und die Gepflogenheiten zu respektieren, die ihren Anbau und Konsum seit Jahrhunderten geprägt haben.

Die Umeboshi-Pflaume ist tief in der japanischen Kultur und Geschichte verwurzelt, doch ihre Bekanntheit erstreckt sich mittlerweile weit über die Grenzen Japans hinaus. Diese globale Verbreitung bringt Herausforderungen und Chancen gleichermaßen mit sich. Ein respektvoller Umgang mit Umeboshi bedeutet nicht nur, von deren gesundheitlichen Vorteilen zu profitieren, sondern auch, die kulturellen Traditionen zu ehren, die diese Delikatesse hervorgebracht haben.

Tradition und Moderne im Einklang

Die Herstellung von Umeboshi ist eine Kunstform, die über Jahrhunderte hinweg in Handarbeit perfektioniert wurde. Die traditionellen Methoden, die in Japan oft noch heute angewendet werden, sind aufwendig und zeitintensiv, beinhalten jedoch Schritte, die für die besonderen Eigenschaften der Umeboshi-Pflaume entscheidend sind. Moderne Herstellungsmethoden können diesen Prozess zwar rationalisieren, doch der Respekt vor der Tradition sollte dabei stets gewahrt bleiben. In Japan genießen handgemachte Umeboshi einen hohen Stellenwert und gelten als Premium-Produkte.

Bildung und Aufklärung

Ein weiteres Schlüsselthema ist die Bildung und Aufklärung der Konsumenten. Viele Verbraucher wissen möglicherweise nicht, wie viel Arbeit und Tradition hinter der

Herstellung einer einfachen Umeboshi-Pflaume steckt. Informative Etiketten, Bücher und öffentliche Bildungsinitiativen können hier Abhilfe schaffen. Indem wir uns über die traditionellen Herstellungsprozesse informieren und diese wertschätzen, können wir zu einem bewussteren und respektvollen Konsum beitragen. Zum Beispiel könnte ein QR-Code auf der Verpackung der Umeboshi-Pflaumen weitere Informationen über ihre Herkunft und Herstellung vermitteln.

Ethische Handelspraktiken

Ethische Handelspraktiken spielen ebenfalls eine wichtige Rolle. Dies beinhaltet die Sicherstellung fairer Arbeitsbedingungen für die Bauern und Arbeiter, die Umeboshi-Pflaumen herstellen. Faire Löhne und humane Arbeitsbedingungen sollten selbstverständlich sein. Die Nachfrage nach preisgünstigen Produkten darf nicht auf dem Rücken derer lasten, die mit harter Arbeit zur Produktion beitragen. Nachhaltigkeitszertifikate und Fair-Trade-Zertifikate können hier von Nutzen sein, um Transparenz und Fairness in der Lieferkette zu gewährleisten.

Kulturelle Anerkennung und Respekt

Der Respekt vor der Kultur, die Umeboshi hervorgebracht hat, sollte sich in unserem Konsumverhalten widerspiegeln. Dies bedeutet nicht nur, die Produkte zu genießen, sondern auch, die kulturellen Feste und Rituale zu respektieren, die mit ihrer Herstellung und ihrem Verzehr verbunden sind. Ein Beispiel davon ist das japanische Neujahrsfest, bei dem Umeboshi traditionell eine symbolische Rolle spielen. Kulturelle Anerkennung kann auch durch Veranstaltungen und Festivals in Ländern außerhalb Japans gefördert werden, die darauf abzielen, das Bewusstsein und Verständnis für die kulturelle Bedeutung von Umeboshi zu erhöhen.

Nachhaltiger Konsum

Der nachhaltige Konsum von Umeboshi beinhaltet auch die Berücksichtigung ökologischer Aspekte. Regionale Anbaumethoden, die ohne den Einsatz schädlicher Pestizide und unter ökologisch verträglichen Bedingungen erfolgen, tragen zum Schutz der Umwelt bei und fördern die Nachhaltigkeit. Verbraucher sollten sich nach Möglichkeit informieren, ob die von ihnen gekauften Produkte diese Kriterien erfüllen.

Zusammenfassend lässt sich sagen, dass der verantwortungsvolle Konsum von Umeboshi mehr als nur ein gesundheitlicher Trend ist. Er verbindet Bewusstsein für

kulturelle Traditionen, ethische Handelspraktiken und ökologische Verantwortung. Indem wir uns dieser Elemente be-
wusst sind, können wir nicht nur unsere eigene Gesundheit
fördern, sondern auch dazu beitragen, die reiche kulturelle
Tradition und die Integrität der Umeboshi-Pflaumen für zukünftige Generationen zu bewahren.